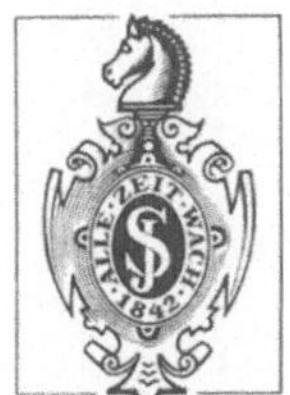

Manfred Abel

Anästhesiologische Besonderheiten bei Kindern mit Syndromen und seltenen Erkrankungen

Springer-Verlag Berlin Heidelberg New York
London Paris Tokyo

Oberarzt Dr. Manfred Abel
Kinderkrankenhaus der Stadt Köln
Anästhesie-Abteilung
Amsterdamerstraße 59
D-5000 Köln 60

ISBN-13: 978-3-642-73938-5   e-ISBN-13: 978-3-642-73937-8
DOI: 10.1007/978-3-642-73937-8

CIP-Titelaufnahme der Deutschen Bibliothek
Abel, Manfred: Anästhesiologische Besonderheiten bei Kindern mit Syndromen und seltenen
Erkrankungen / Manfred Abel.
– Berlin ; Heidelberg ; New York ; London ; Paris ; Tokyo: Springer, 1989

2125/3145-543210   Gedruckt auf säurefreiem Papier

*Meinen klinischen Lehrern
und meiner lieben Familie
in Dankbarkeit gewidmet*

Vorwort

Kongenitale Anomalien kommen bei etwa 3% aller Neugeborenen vor. Etwa 25% von ihnen zeigen Mehrfachmißbildungen. Die Gesamtzahl der definierten Fehlbildungssequenzen und Syndrome dürfte bei etwa 2000 liegen.

Bei einem großen Teil dieser Kinder werden anästhesiologische Maßnahmen im Rahmen des Grundleidens oder bei späteren Erkrankungen notwendig. Für ihre perioperative Betreuung sind spezielle, in der Literatur der verschiedensten medizinischen Fachgebiete publizierte Fakten erforderlich.

Das Ziel der vorliegenden Arbeit ist eine Zusammenfassung von kinderanästhesiologisch relevantem Daten- und Erfahrungswissen über Mißbildungssyndrome und außergewöhnliche Krankheitszustände im Kindesalter.

Der Verfasser ist sich der Problematik einer solchen Thematik bewußt. Er hofft auf zahlreiche, ergänzende Hinweise aus der Leserschaft. Nur so kann der begonnene Weg in inhaltlicher Tiefe und thematischer Breite fortgesetzt werden.

Köln, im September 1988   MANFRED ABEL

Übersichtsliteratur

Avery GB (Ed.) (1982) Neonatology. Lippincott, Philadelphia-Toronto

Angerpointner TA (1987) Katamnestische und klinisch-epidemiologische Untersuchungen zu kinderchirurgisch relevanten Fehlbildungen. Habil-Schrift Med Fakultät Univ München

Behrman RE, Vaughan VC III (Eds.) (1983) Nelson Textbook of Pediatrics. 12th edition. WB Saunders, Philadelphia-London-Toronto

Brown TCK, Fisk GC (1987) Kinderanästhesie. Fischer, Stuttgart

Filston HC, Izant RJ Jr (1985) The Surgical Neonate. Appleton Century Crofts, Norwalk, Connecticut

Hecker WCh (1987) Postoperative Todesursachen in der Kinderchirurgie – Eine vergleichende Analyse aus 3 Jahrzehnten. Z Kinderchir 42: 205

Katz J, Steward DJ (1987) Anesthesia in Uncommon Pediatric Diseases. WB Saunders, Philadelphia-London-Toronto

Klaus MH, Fanaroff AA (1978) Das Risiko-Neugeborene. G. Fischer, Stuttgart New York

Knight PhJ, Clatworthy Jr (1982) Screening for Latent Malformations: Cost Effectiveness in Neonates With Correctable Anomalies. J Pediatr Surg 17: 123

McKusick VA (1972) Heritable Disorders of Connective Tissue. CV Mosby, St Louis

Nordmeyer U, Hörnchen H, Kalff G, Müller FG (1987) Anästhesiologische und intensivmedizinische Aspekte in der Kinderheilkunde. VIII. Internationales Symposium Aachen, 21./22.2. 1986. Beiträge zur Intensiv- und Notfallmedizin: Bd.6. Karger, Basel-München-Paris-London

Obladen M (1988) Akquiriert – akzeptiert – abonniert? Zur Situation der Neonatologie in Westdeutschland. Monatsschr Kinderheilkd 136: 2

Stehling L, Zauder HL (1980) Anesthetic Implications of Congenital Anomalies in Children. Appleton-Century-Crofts, New York

Wille L, Obladen M (1985) Neonatal Intensive Care. Springer, Berlin-Heidelberg-New York

Winter RM, Baraitser M (1984) Malformation syndromes – a diagnostic approach. Arch Dis Child 59: 294

Zander J (1987) Grenzen der ärztlichen Behandlungspflicht bei schwerstgeschädigten Neugeborenen. Empfehlungen der Deutschen Gesellschaft für Medizinrecht (DGMR), erarbeitet beim 1. Einbecker Expertengespräch 27.–29.6. 1986. Klin Pädiat 199: 318

Es ist vorgesehen, klinische Erfahrungen und neue Publikationen zur Thematik in einer computergestützten Datei zu sammeln. Sie soll die Grundlage für eine ständig zugängliche Beratungsstelle werden.
Der Autor bittet daher um Mitteilungen und Anfragen unter Tel.: 02 21/49 39 94 oder
Kinderkrankenhaus der Stadt Köln
Anästhesie-Abteilung
Amsterdamerstr. 59
D-5000 Köln 60

Anästhesiologische Besonderheiten bei Kindern mit Syndromen und seltenen Erkrankungen

Aarskog Syndrom und Noonan-ähnliche Syndrome

Krankheitsbild

Es handelt sich um ein Turner Syndrom-ähnliches Mißbildungsmuster mit den Leitsymptomen [1, 4, 5]:

- Minder- bzw. Kleinwuchs
- kraniofaciale Dysmorphien
- fehlgebildetes Genitale.

Der Vererbungsmodus ist X-chromosomal-, oder autosomal-dominant. Eine pränatale Diagnostik ist nicht möglich; häufig bestand ein Hydramnion.

Eine große Ähnlichkeit kann zu folgenden Syndromen bestehen [1, 2, 5, 6]:

- Robinow Syndrom (Fetal Face-Syndrom)
- Smith-Lemli-Opitz Syndrom
- Opitz- und Opitz-Frias Syndrome (Hypertelorismus-Hypospadie Syndrome)
- Williams Syndrom.

Beim Opitz-Frias Syndrom wurden neben den o.gen. Fehlbildungen noch folgende, kinderanästhesiologisch bedeutsame Defekte beschrieben [1, 2, 3]:

Kiefer-Gaumenspalten, Larynxanomalien, Ösophagusatresien, Herzfehler, Lungen- und Lungengefäßanomalien sowie Fehlentwicklungen abdomineller Organe.

Klinik und anästhesiologische Besonderheiten

Patienten mit Smith-Lemli-Opitz Syndrom müssen wegen schweren Ernährungsproblemen nicht selten bereits in der Neugeborenen- oder Säuglingsperiode mit einem zentralvenösen Katheter oder einer Enterostomie versorgt werden.

Bei facialen Spaltbildungen kann es zu einer behinderten Atmung, gehäuften bronchopulmonalen Infekten, zur Dysphagie mit Aspirationsgefahr und Dystrophie kommen [5]. Etwa 20% dieser Patienten sterben infolge dieser Probleme noch während der Säuglingszeit. Häufig findet sich dann eine hämorrhagisch-nekrotisierende Aspirationspneumonie als Hinweis auf eine Immundefizienz [6].

Bei Patienten der anderen, oben genannten Syndrome sind wiederholte anästhesiologische Maßnahmen häufig für urologische Behandlungsmaßnahmen notwendig.

Mentale Entwicklungsdefizite sind häufig [4]. Sie sind sowohl bei diagnostischen Maßnahmen als auch bei der Auswahl einer Prämedikation zu berücksichtigen.

Berichte über anästhesiespezifische Komplikationen liegen nicht vor.

Die postoperative Betreuung wird häufig durch dysphagische und respiratorische Probleme kompliziert.

Literatur

1. Bolsin SN, Gillbe C (1985) Opitz-Frias syndrome. A case with potentially hazardous anaesthetic implications. Anaesthesia 40: 1189
2. Cordero JF, Holmes LB (1978) Phenotypic overlap of the BBB and G syndromes. Am J Med Genet 2: 145
3. Furukawa CT, Hall BD, Smith DW (1972) The Aarskog syndrome. J Pediatr 81: 1117
4. Jones KL, Smith DW (1975) The Williams elfin facies syndrome. A new perspective. J Pediatr 86: 718

5. Smith DW (1982) Robinow syndrome. Recognizable patterns of human malformation. 3rd edition WB Saunders, Philadelphia London Toronto, p 106
6. Vögtel D, Däumling S, Wintergerst U, Belohradsky BH, Stengel-Rutkowski S (1987) Das Hypertelorismus-Hypospadie-Syndrom (Greig-Syndrom). Pädiat prax 35: 319

Krankheitsbild

Aase Syndrom

Sehr seltenes, wahrscheinlich autosomal-rezessives Erbleiden mit:

- Skelettanomalien (dreigliedrigem Daumen, Radiushypoplasie, hypoplastischem Schultergürtel und verzögertem Fontanellenschluß)
- hämatologischen Auffälligkeiten (hypoplastischen Anämien, Leukopenien)
- Begleitanomalien.

Klinik und anästhesiologische Besonderheiten

Kasuistische Berichte beschreiben minderwüchsige, dystrophe Patienten, deren Anämien durch Kortikoidgaben anhaltend gebessert werden konnten.

Bei anästhesiologischen Maßnahmen ist auf Lippen-Kiefer-Gaumen-Spalten und Kieferdysmorphien (Intubationsprobleme!), Herzfehler (meist Ventrikelseptumdefekte), eine Hepatosplenomegalie und die resultierenden Funktionsminderungen zu achten.

Bei den Patienten ist eine erhöhte Infektanfälligkeit und die Neigung zu Wundheilungsstörungen bekannt.

Literatur

1. Aase JM, Smith DW (1969) Congenital anemia and triphangeal thumbs: a new syndrome. J Pediatr 74: 417
2. Smith DW (1982) Recognizable patterns of human malformation. 3rd edition; WB Saunders, Philadelphia London Toronto, p 237

Achondroplasie

siehe unter: Chondrodystrophie
Osteo-Chondrodysplasie Syndrome

Acrocephalosyndactylie-Syndrome

siehe unter: Apert-Syndrom
Saethre-Chotzen Syndrom

Adrenogenitales Syndrom (kongenitales AGS)

Krankheitsbild

In einer Häufigkeit von 1:5000 bis 1: 12000/Geburten kommt es durch autosomal-rezessiv vererbte Defekte der Nebennierenrindenenzyme:

- 21-Hydroxylase
- 11-Hydroxylase
- 3 beta-Hydroxy-Steroiddehydrogenase
- 18-Hydroxylase

zu Störungen der Kortisolproduktion (unkompliziertes AGS) und teilweise auch der Mineralokortikoidsynthese (AGS mit Salzverlust).

Die Folge ist eine reaktiv gesteigerte ACTH-Sekretion der Hypophyse, eine Nebennierenhyperplasie und eine Überproduktion von adrenalen Androgen.

Sonder- und Kombinationsformen dieser Krankheitsbilder sind bekannt [2].

Klinik und anästhesiologische Besonderheiten

In Abhängigkeit vom primären Geschlecht und vom Beginn der pathologischen Androgeneinwirkung kommt es bei den Patienten zu einer unterschiedlich stark ausgeprägten intersexuellen Genitalentwicklung; bei Mädchen: Pseudohermaphroditismus femininus, bei Knaben: Makrogenitosomia.

Bei Infekten und in Stressituationen droht besonders jungen Patienten mit Salzverlustsyndrom ein deletärer Hypocortisolismus [1, 5, 6]. Als Leitsymptome treten auf:

- schwere Brechattacken mit ausgeprägten Störungen des Wasser-, Elektrolyt-, Blutzucker-, Säure-Basen-Haushaltes
- Körpergewichtsverlust
- Herzrhythmusstörungen
- Bewußtseinsstörungen und Krämpfen
- Koma

Von großer Bedeutung sind daher präoperative Blutbild-, Elektrolyt- und Blutzuckerkontrollen sowie die Sicherstellung einer ausreichenden perioperativen Flüssigkeits-, Elektrolyt-, Kalorien- und Kortikoidzufuhr [4, 6].

Es gibt unterschiedlichste Empfehlungen zur Applikationsart, zur Dosierung und Dauer der perioperativen Kortikoidmedikation. Auf der Basis eigener Erfahrungen wird das in Tab.1 dargestellte Vorgehen empfohlen [1]:

Tab. 1: Physiologische Kortisolproduktion und der daraus abgeleitete Substitutionsbedarf bei einer Nebennierenrindeninsuffizienz; *KOF = Körperoberfläche

---

Physiologische Kortisol-Basalsekretion:
   $12 + 3$ mg/m^2 KOF*/24 h

   entsprechend einer Hydrocortisongabe von etwa:

   parenteral 12 mg/m^2 KOF*/24 h oder
   oral   20–25 mg/m^2 KOF*/24 h

Substitutionstherapie unter „Streßbedingungen":
   5- bis 10fache Dosis der Basalsekretion

Bei einer NNR-Insuffizienz muß dieser perioperativ erhöhte Kortikoidbedarf während der je nach Eingriffsgröße 1–5 Tage dauernden postoperativen Phase (ausschleichend dosiert) gesichert werden.

Bei allen AGS-Patienten muß mit einer verstärkten Wirkung von Muskelrelaxantien gerechnet werden [3].

Literatur

1. Abel M, v Petrykowski W (1984) Perioperative Substitutionstherapie bei kindlichem adrenogenitalem Syndrom mit Salzverlust. Anaesthesist 34: 374
2. Gupta D (1980) Hormone im Kindesalter. FK Schattauer, Stuttgart New York, S 111
3. Laflin MJ (1977) Interaction of pancuronium and corticosteroides. Anesthesiology 41: 471
4. Oyama T (1978) Anaesthetic management of endocrine disease. Anaesthesiology and Resuscitation; Springer, Berlin Heidelberg New York, p 75

5. Stehr K (1960) Zur Pathogenese lebensgefährlicher Zustände beim kongenitalen adrenogenitalen Syndrom. Monatsschr Kinderheilkd 108: 306
6. v Petrykowski W, Abel M, Brämswig J (1986/87) Schweres Hirnödem – Eine wenig bekannte Manifestation des Glukokortikoidmangels. Pädiat prax 34: 91

Krankheitsbild

Akute intermittierende Porphyrie (Porphyrien)

Zu unterscheiden sind:

- symptomatische bzw. sekundäre Porphyrinopathien
- Porphyrinämien (z.B. bei Leber- und Blutkrankheiten, chronischen Intoxikationen und Arzneimittelnebenwirkungen).

Induzierbare, erythropoetische und hepatische Porphyrien sind durch angeborene Enzymdefekte bedingt und treten in einer Häufigkeit von etwa 1:100 000 (in Mitteleuropa) auf [3].

Klinik und anästhesiologische Besonderheiten

Vor jeder Narkose muß nach einer Porphyrie oder dem Vorliegen diesbezüglich verdächtiger Symptome gefragt werden.

Etwa 80% der diagnostizierten Porphyrie-Patienten befinden sich in einer Latenzphase und eine Narkose kann bei ihnen einen Anfall induzieren. Die außerordentlich vielfältige Symptomatik kann [4, 6]:

- abdominelle Beschwerden (lokaler Druckschmerz bis Ileussymptomatik)
- neurologische Auffälligkeiten (Störungen von Psyche und Bewußtsein, Parästhesien, periphere Lähmungen)
- Myopathien
- kardiozirkulatorische Störungen (Tachykardien, Hypertonie)
- Fieber
- auffällige Laborbefunde (u. a. Anstieg der Nierenwerte, Elektrolytstörungen, Hyperbilirubinämie) und ein nachdunkelnder Urin (Schnellnachweis von Porphyrin im Urin durch Ehrlich Reagenz)

umfassen.

Folgende Empfehlungen lassen sich für das anästhesiologische Vorgehen bei einer akuten hepatischen Porphyrie geben [1, 2, 3, 4, 5, 6, 7, 8]:

- exakte Diagnosestellung (Aminolävulinsäure und Porphobilinogen im 24-Stunden-Urin und -Stuhl, bzw. Aktivitätsminderung der Uroporphyrinogensynthese in den Erythrozyten bestimmen)
- wenn möglich ein Verfahren der Regional- oder Lokalanästhesie einsetzen (allerdings ist die Gefahr einer Nervenläsion groß!) Verwendbar sind: Bupivacain, Procain, Prilocain; zu vermeiden sind: Lidocain, Mepivacain, Cocain.
- ausreichende Glukoseversorgung des Organismus sicherstellen (präoperativer Beginn!); es wird dadurch eine reduzierte Aktivität der d-Aminolävulinsäure in der Leber und eine Repression der Enzymsynthese bewirkt. Insgesamt kommt es zu einem Rückgang der Porphyrinvorläufer und Porphyrinausscheidung

- zur Prämedikation werden folgende Medikamente empfohlen; als Parasympatholytikum: Atropin, als Neuroleptika: Chlorpromazin und Promethazin, als Hypnotikum bzw. Sedativum: Chloralhydrat, Paraldehyd und als Analgetika: Mefenaminsäure, Hydromorphon, Morphinderivate.
- anwendbare Inhalationsnarkotika sind: Stickoxydul, Cyclopropan, Äther; anwendbare i.v.-Narkotika sind: Fentanyl, Droperidol; Muskelrelaxantien: Suxamethonium, Gallamin.
- Urin- und Stuhluntersuchungen vor und nach der Narkose.

Zur Therapie eines akuten porphyrischen Syndroms wird empfohlen [3, 4, 6]:

- Absetzen der porphyrinogen Medikamente
- intensivmedizinische Überwachung
- Therapie der gestörten Vitalfunktionen (u.a.: sollte die Diurese kontrolliert und forciert werden, eine Antibiotika-Behandlung ist zu erwägen).
- Kontrolle des Porphyrinstoffwechsels (Ausscheidungsmuster der Metaboliten in Urin und Stuhl kontrollieren)
- Bei Paresen ist an einen frühen physiotherapeutischen Behandlungsbeginn zu denken.

Entscheidend für das Schicksal des Patienten (die Mortalität wird mit 9–30% angegeben!) ist die Frühdiagnose, ein adäquates Narkosemanagement und die konsequente Intensivbehandlung [2, 6, 7].

Literatur

1. Allen SC, Rees GA (1980) A previous history of acute intermittent porphyria as a complication of obstetric anaesthesia. Br J Anaesth 52: 835
2. Ippen H, Fuchs Th (1984) Anästhesiologische Probleme bei induzierbaren Porphyrien. Krankenhausarzt 12: 1165
3. Jacob R, Albrecht Th, Rothe KF (1987) Anästhesie bei induzierbaren Porphyrien. Anästh Intensivmed 28: 374
4. Lepinski FF (1963) Porphyria as a Problem in Anaesthesia. Canad Anaesth Soc J 10: 286
5. Mustajoki P, Heinonen J (1980) General anesthesia in „inductible" porphyrias. Anesthesiology 53: 15
6. Norris W, McNap GW (1960) Anaesthesia in Porphyria. Brit J Anaesth 32: 505
7. Summer E (1975) Porphyria in relation to surgery and anesthesia. Ann Roy Coll Surg Engl 56: 81
8. v Poppelbaum (1983) nach Stevens AJ: Vorbereitung zur Anästhesie. G. Fischer-Verlag, Stuttgart New York, S 210

Albers-Schönberg Syndrom (Osteopetrose Albers-Schönberg, „Marmorknochen"-Krankheit)

Krankheitsbild

Autosomal-rezessiv/dominant vererbte Ossifikationsstörung mit:

- Skelettdeformitäten
- Panzytopenie
- Beschwerden durch sekundäre Nervenkompressionen.

Als Ursache der Erkrankung werden Störungen im Thyreocalcitonin-Stoffwechsel diskutiert. Sie sollen zu einem vorzeitigen Abbau noch unreifer Knochenstrukturen in den verschiedensten Skelettbereichen führen [3, 4].

Klinik und anästhesiologische Besonderheiten

Die Patienten fallen frühzeitig durch Trinkschwächen, eine Mangelentwicklung und Zeichen einer pathologischen Blutungsneigung auf. Häufig kommt es zur Ausbildung eines Makro- und/oder Hydrocephalus, einer anomalen Kieferentwicklung mit Zahnentwicklungsstörungen und dentogenen Infektionen. Eine erhöhte Knochenbrüchigkeit führt zu ossären Verdichtungen und deformierten Wirbelsäulen-, Stamm- und Extremitätenknochen. Durch die schweren Skelettveränderungen kommt es zu sekundären peripheren Nervenschädigungen.

Schwere Infektionen führen nicht selten zu einem bereits im Kindes- und Jugendalter letalen Erkrankungsverlauf [1, 2].

Bei chirurgischen Maßnahmen sollten vor Anästhesiebeginn hämatologische, klinisch-chemische, Rö-Thorax- und EKG-Befunde vorliegen (möglich sind Anämien, Störungen im Ca-/Phosphor-Haushalt).

Mit Schwierigkeiten bei der Intubation ist zu rechnen. Besonders zu achten ist auf [2, 4]:

- die Prophylaxe von intraoperativen Lagerungsschäden (pathologische Knochenbrüchigkeit)
- die Gefahr von hypocalcämischen Herzfunktionsstörungen und Krämpfen
- eine verlängerte Wirkungsdauer von Muskelrelaxantien (und eine verzögerte Wirkung antagonisierender Substanzen)
- die Neigung zu einer sekundären, postoperativen respiratorischen Insuffizienz (durch Anomalien der Atemwege, Tho-

raxdystrophien oder kyphoskoliotische Wirbelsäulendeformationen)

- eine erhöhte Infektanfälligkeit.

Literatur

1. Bjorvatn K, Gilhous-Moe O, Aarskog D (1979) Oral aspects of osteopetrosis. Scand J Dent Res 7: 245
2. Katz J, Stewart DJ (1987) Anesthesia and Uncommon Pediatric Diseases; WB Saunders, Philadelphia London Toronto, p 364
3. Tips RL, Lynch HT (1962) Malignant congenital osteopetrosis resulting from a consanguineous marriage. Acta Paediatr Scand 51: 585
4. Smith DW (1982) Recognizable patterns of human malformations. 3rd edition; WB Saunders, Philadelphia London Toronto, p 291

Albrights hereditäre Osteodystrophie (Pseudo- und Pseudopseudohypoparathyreoditismus)

Krankheitsbild

Durch einen Mangel oder eine Unempfindlichkeit gegenüber Parathormon kommt es zu einem vorzeitigen Epiphysenschluß mit:

- Skelettdeformitäten
- Elektrolytstörungen (im Serum: Ca erniedrigt, Phosphor erhöht)
- tetanischer Krampfneigung.

Ein X-chromosomaler Erbgang scheint vorzuliegen [1].

Klinik und anästhesiologische Besonderheiten

Klinische Leitsymptome sind [2]:

– Kleinwuchs, Schädel- und Gesichtsanomalien, mentale Retardierungen
– hypocalcämische Krämpfe, extraskeletäre
Calcifikationen (auch ZNS-lokalisiert)
– EKG-Auffälligkeiten

Beschrieben wurde auch ein Hypothyreoditismus und neuromuskuläre Auffälligkeiten
[1].

Präoperativ sind Kontrollen des Elektrolyt-
und Säure-Basen-Haushaltes, sowie eine Rö-
Thorax-, eine EKG- und gegebenenfalls eine
cardiologische Untersuchung empfehlenswert. Intraoperativ muß mit Herzrhythmus-
und Herzfunktionsstörungen gerechnet
werden.

Ein zurückhaltender Einsatz von Muskelrelaxantien ist zu empfehlen. Ihre Wirkung
sollte durch Relaxometrie kontrolliert werden.

Literatur

1. Mann E, Osnes JB, Oye I, Wefring KW (1976)
Pseudohypoparathyroidismus, a difficult diagnosis in early childhood. Acta Paediatr Scand
65: 487
2. Mann JB, Alterman S, Hills AG (1962) Albright's
hereditary osteodystrophy, comprising pseu-
dohypoparathyroidism and pseudo-pseudo-
hypoparathyroidism: with a report of two cases representing the complete syndrome oc-
curing in successive generations. Ann Intern
Med 56: 315

alpha-1-Antitrypsin Mangel

Krankheitsbild

Alpha-1-Antitrypsin (a-1-AT), ein in der Leber gebildetes Serumprotein, ist ein wichtiger Inhibitor proteolytischer Enzyme. Durch Störungen am PI-Locus (protease-inhibitor-Locus von Chromosom 2) kommt es zu einem a-1-Aktivitätsmangel (abnormes oder fehlendes a-1-AT).

Die Speicherung pathologischer a-1-AT-Moleküle und der Mangel an a-1-AT-Aktivität führen zu den folgenden (nur sehr selten kombiniert auftretenden) Krankheitsbildern:

- infantile Hepatopathie
- chronisch-substantielles Lungenemphysem.

Klinik und anästhesiologische Besonderheiten

Bei einem ausgeprägten a-1-Antitrypsin Mangel genügt zur Diagnosestellung eine Serumelektrophorese (ein a-1-Globulinwert unter 1,5% weist auf eine a-1-Antitrypsinkonzentration im Serum von weniger als 50 mg% hin) [4].

Bei schweren Verlaufsformen kommt es bereits in der Neugeborenen- oder frühen Säuglingsperiode zu einem schweren Ikterus, Zeichen der Cholostase und Entwicklung einer progredienten, letalen Leberzirrhose.

Andere Verlaufsformen sind durch rezidivierende schwere Pneumonien und Entwicklung eines Cor pulmonale gekennzeichnet. Vielfältige Symptome ergeben sich durch die Mitbeteiligung anderer Organe (gesteigerte kollagenolytische, elastolytische und myolytische Enzymaktivitäten).

Im Rahmen der präoperativen Untersuchungen sind Herz-, Lungen- und Leberfunktionsuntersuchungen (Gerinnungsdiagnostik!) von größter Bedeutung.

Für die Narkose werden in der Regel Neuroleptanästhesien bevorzugt.

Eigene gute Erfahrungen betreffen die Anwendung von Alfentanil- und Diazepam-/Ketamin-Anästhesien.

Bei älteren Kindern sollte auch die Möglichkeit regionaler Anästhesieverfahren geprüft werden.

Auf die Gefahr einer postoperativen respiratorischen Insuffizienz ist zu achten (Intensivüberwachung!).

Literatur

1. Böhm N (1984) Kinderpathologie. Schattauer-Verlag, Stuttgart New York, S 92
2. Odievre M, Martin JP, Hadchouel M, Alagille D (1976) Alpha-1-antitrypsin deficiency and liver disease in children: phenotypus, manifestations and prognosis. Pediatrics 57: 226
3. Strobel S, Bender SW, Posselt HG, Hübner K (1980) Alpha-1-antitrypsin deficiency, fulminant course in early infancy. Helv paediat Acta 35: 75
4. Wettengel R (1988) Frage-Antwort: a-1-Antitrypsin-pädiat prax 36: 198

Krankheitsbild

Aniridie-Wilms-tumor Assoziation

Retardierungs-Fehlbildungskomplex bestehend aus:

- Augenanomalien (Aniridie, kongenitalen Katarakten, Blindheit, Nystagmus)
- Wilmstumor.

Bei einem Teil der Patienten wurden chromosomale Abnormitäten (iip-Deletionen), Wachstumsdefizienzen, kraniofaciale Anomalien, Genitalmißbildungen und Zweittumoren beobachtet [1, 2].

Familiäre Häufungen wurden beschrieben.

Klinik und anästhesiologische Besonderheiten

Präoperativ sollten die Nierenfunktionswerte kontrolliert werden. Wegen der Gefahr einer pharyngealen Obstruktion sind Patienten im ersten Lebensjahr auch für kurze ophtalmologische Untersuchungen zu intubieren.

Keine Anästhetika verwenden, die zu einer Steigerung des intraokulären Druckes führen!

Anästhesiebezogene Komplikationen wurden bisher nicht berichtet.

Literatur

1. Riccardi VM, Sujansky E, Smith AC, Francke U (1978) Chromosomal imbalance in the aniridie-Wilms'tumor association: iip-interstitial deletion. Pediatrics 61: 604
2. Yunis JJ, Ramsay NKC (1980) Familial occurence of the aniridia-Wilms tumor syndrome with deletion iip13–14.1. J Pediatr 96: 1027

**Apert-Syndrom
(Akrocephalosyn-
daktylie)**

Krankheitsbild

Seltener Mißbildungskomplex, meist Spontanmutation mit autosomal-rezessivem Erbgang (Häufigkeit 1:160000 Lebendgeburten). Charakterisiert durch:

- Akrozephalie (prämature Nahtsynostosen)
- Maxillahypoplasie
- Syndaktylien
- verschiedenste nicht-skeletäre Defekte.

Fakultative Anomalien kommen auch im Bereich der Atemwege, des Herzens und des Urogenitalsystems vor.

Phänotypische Verwandtschaften bestehen zum [4]:

- Carpenter Syndrom
- Pfeiffer Syndrom
- Saethre-Chotzen Syndrom.

Klinik und anästhesiologische Besonderheiten

Bekannt ist eine hohe frühkindliche Letalität.

Die Schädelanomalien sind vergesellschaftet mit Oligophrenie, Schwerhörigkeit und einer Opticusatrophie [2].

Chirurgische Maßnahmen betreffen meist die Korrektur von Craniosynostosen, Kiefer-Gaumen-Spalten, einer Pylorushypertrophie oder von Anomalien im Handbereich.

Bei neurochirurgischen Eingriffen ist auf stabile, gut erreichbare venöse Zugänge und die Bereitstellung einer ausreichenden Anzahl von Blutkonserven zu achten.

Bei der Wahl des Anästhesieverfahrens

sind die Gefahr einer akuten Hirndrucksteigerung und die Möglichkeit einer frühzeitigen koronaren Herzkrankheit zu berücksichtigen [1, 3].

Literatur

1. Alvarez J, Gilsanz RF, Lora-Tamayo JI, Martinez-Alvarez R, Avello GF (1984) Manejo anestesico del sindrome de Appert. (Anesthetic management of Appert's syndrome) Rev Esp Anestesiol Reanim 31: 78
2. Andersson H, Gomes SP (1968) Craniosynostosis: review of the literature and indications for surgery. Acta Paediatr Scand 57: 47
3. Davies DW, Munro IR (1975) The anesthetic management and intraoperative care of patients undergoing major facial osteotomies. Plast Reconstr Surg 55: 50
4. Smith DW (1982) Recognizable patterns of human malformations. 3rd edition; WB Saunders, Philadelphia London Toronto, p 308

Arthrogryphosis-Syndrome

Krankheitsbild

Durch kongenitale, ätiologisch unklare Läsionen im Gehirn- oder Rückenmarksbereich und durch konsekutive Störungen der mesenchymalen Gewebe kommt es zu Extremitätenkontrakturen.

Vielfältige Begleitanomalien (u.a. Kieferspaltbildungen, Bewegungseinschränkungen der Mandibulargelenke, Herzfehler, Skoliosen und gehäuft auftretende inguinale Herniationen) wurden beschrieben.

Klinik und anästhesiologische Besonderheiten

Präoperativ ist die Weite der Mundöffnung und die Passform der vorgesehenen Beatmungsmaske zu prüfen (bei unklaren Kieferbefunden u. U. Rö-Spezialaufnahmen anfertigen lassen).

Die Kanülierung peripherer Venen kann schwierig sein [2].

Mit einer prolongierten Wirkung von Muskelrelaxantien muß gerechnet werden [1].

Perioperative Lagerungsprobleme und -schäden wurden beschrieben.

Literatur

1. Azar I (1984) The response of patients with neuromuscular disorders to muscle relaxants: a review Anesthesiology 61: 173
2. Katz J, Steward DJ (1987) Anesthesia and Uncommon Pediatric Diseases; WB Saunders, Philadelphia London Toronto, p 511

siehe unter: Jeune Syndrom

Asphyxierende Thoraxdystrophie

siehe unter: Ivemark-Syndrom

Asplenie- und Polysplenie-Syndrome

Asthma bronchiale

Krankheitsbild

Auf konstitutioneller Basis kommt es im Rahmen der Trias: Allergie-Infektion-Psyche zu einem bronchopulmonalen Leiden mit:

- pathologisch erhöhtem Tonus der Bronchialmuskulatur
- Ödem der Bronchialschleimhäute und
- einer bronchialen Hypersekretion und Dyskrinie.

Bei jungen Patienten führt die Steigerung der Atemresistance besonders leicht zu einem sogenannten „air trapping", einer gesteigerten Atemarbeit, einer Erhöhung der statischen Lungenvolumina und einer verminderten Thoraxcompliance.

Die Folgen sind deutlich verschlechterte Ventilations-Perfusionsverhältnisse, Atelektasenbildungen, ein erhöhter pulmonaler Druck und eine zunehmende Rechtsherzbelastung.

Wichtig ist die differentialdiagnostische Abgrenzung gegenüber einer Bronchiolitis.

Klinik und anästhesiologische Besonderheiten

Bei präoperativen Patienten liegt häufig bereits eine detaillierte Diagnose vor [3]:

- infektbedingtes Asthma bronchiale
- Asthma pollinosum oder saisonales Asthma bronchiale
- perenniales Asthma bronchiale vom „extrinsic"-Typ
- intrinsisches Asthma bronchiale
- „exercise"-induziertes Asthma.

Für die anästhesiologische Abschätzung der Erkrankungsschwere ist neben der Erfassung des Asthma-Typs auch die Ermittlung von:

- Anfallshäufigkeit und -dauer
- Art der präexistenten Medikation und
- aktuellem Zustand

sehr wesentlich. Dazu gehören der Ausschluß einer gravierenden Bronchialobstruktion und/oder einer floriden Infektion; d.h. die Kontrolle von Entzündungs- und Blutbildparametern, Blutgasanalyse, Rö-Thorax- und EKG-Untersuchungen und (bei Patienten älter als 6 Jahre) auch die Durchführung von Lungenfunktionsprüfungen (Spirometrie, Ganzkörperplethysmographie). Eine medikamentöse Therapie (Theophyllin-Präparate, Mastzellstabilisatoren, beta-Sympathikomimetika, Glukokortikoide) sollte perioperativ nicht abgesetzt, sondern in Form einer Inhalationstherapie intensiviert werden [5].

Die Prämedikation kann durch bronchodilatorisch wirkende Medikamente gegebenenfalls auch durch Sympathikomimetika (als Dosier-Aerosole: Bricanyl, Salbutamol) ergänzt werden. Nur in Ausnahmefällen (bei sonst völlig unbefriedigendem Therapieerfolg) sollten zusätzlich Kortikosteroide perioperativ eingesetzt werden. Wegen der Gefahr eines relativen Hypocortisolismus muß bei einer vorbestehenden Kortikoidmedikation an eine perioperative Dosissteigerung gedacht werden.

Nach klinischen Erfahrungen sind Thiopental, Methohexital und Ketamin sichere Einleitungsnarkotika.

Als gefährlich müssen alle Umstände gelten die zu einer Histaminfreisetzung (Bronchospasmus!) führen können.

Unter den Muskelrelaxantien gelten Pancuronium und Norcuronium als die Mittel der Wahl.

Zur Vermeidung pharyngealer Reflexe sollten Intubationsversuche erst bei einer ausreichenden Narkosetiefe vorgenommen werden. Von den Inhalationsanästhetika verhindern Halothan in geringerem Maße auch Enfluran/Isofluran die Ausbildung eines Bronchospasmus. Eine zu flache Narkoseführung ist zu vermeiden. Die Beatmungsgase müssen angefeuchtet werden.

Intraoperative Beatmungsprobleme (intraoperativer Bronchospasmus) sind häufig durch:

- eine tiefe Intubation (Carina- oder Bronchusreizungen)
- eine Tubusobstruktion
- Sekretansammlungen in den Atemwegen
- eine Aspiration
- die Ausbildung eines Pneumothorax oder
- die Entstehung eines Lungenödems (akute Rechtsherzinsuffizienz)

bedingt [1, 4]. Bei einem Bronchospasmus werden eine reine O_2-Beatmung, die Vertiefung der Narkose und die Gabe von Theophyllin, Isoproterenol, Epinephrin sowie die Inhalation von beta-Sympathikomimetika empfohlen [2].

Literatur

1. Hirshman CA (1983) Airway reactivity in humans. Anesthesiology 58: 170
2. Katz J, Stewart DJ (1987) Anesthesia and Uncommon Pediatric Diseases; WB Saunders, Philadelphia London Toronto, p 464

3. Kraemer R, Heinzen P, Roelli HJ, Meister B, Rossi E (1982) Klinische Formen und lungenphysiologische Veränderungen bei Kindern mit Asthma bronchiale. Schw Med Wschr 112: 1273
4. Shnider SM, Paper EM (1961) Anesthesia for the asthmatic patient. Anesthesiology 22: 886
5. Zeiger RS (1983) Special considerations in the approach to asthma in infancy and early childhood. J Asthma 20: 353

Bassen-Kornzweig Syndrom

siehe unter: Fettstoffwechselstörungen

Bauchdecken-aplasie-Syndrom

siehe unter: Prune belly-Syndrom

Beckwith-Wiedemann Syndrom (BW-Syndrom) (Exomphalus-Makroglossie-Gigantismus Syndrom = EMG-Syndrom)

Krankheitsbild

Sporadisch auftretendes, charakteristisches Dysplasie-Syndrom (Häufigkeit 1:6000/Geburten) mit:

- Makrosomie (häufig mit Hemihypertrophien)
- Makrostomie, Makroglossie und Progenie
- Omphalocele.

Hyper- und dysplastische Organentwicklungen (im Bereich von Herz, Leber, Nieren, Pankreas, Nebennieren) sind bei etwa 30% der Patienten zu finden [1, 5, 6, 7].

Die wichtigsten differentialdiagnostischen

Abgrenzungen betreffen Patienten mit einer Fetopathia diabetica und einer Hypothyreose [7].

Klinik und anästhesiologische Besonderheiten

Als Hinweise auf eine pränatale Entwicklungsstörung kommt es bei BW-Patienten gehäuft zur Bildung eines Hydramnions und zur Frühgeburtlichkeit.

Die Neugeborenenperiode ist durch Fütterungsprobleme, respiratorische Störungen, schwerste Hypoglykämien, Krampfbereitschaft und Polycythämien kompliziert [1, 5, 6].

Ursächlich für die große Neigung zu Störungen der Glukose-Homöostase ist eine Inselzellhyperplasie (Hyperinsulinismus). Wegen der Gefahr einer reaktiven Hypoglykämie ist daher auch eine Bolusgabe von Glukose nicht zu empfehlen. Die geistige Entwicklung der Patienten verläuft normal wenn Hypoglykämie-Schäden vermieden werden können (bei Verdacht bereits postpartal: Infusionstherapie mit einer 10%-igen Glukoselösung 100 ml/kg KG/24 Std. beginnen).

Vor operativen Maßnahmen (im Neugeborenenalter häufig Verschluß abdomineller Wanddefekte; im Säuglingsalter nicht selten zungenverkleinernde Operationen) sind wiederholte Kontrollen des Blutzuckerspiegels, des Elektrolyt- und Säure-Basen-Haushaltes dringend angezeigt. Intubationsschwierigkeiten können vorkommen! Perioperativ drohen besonders Patienten mit abdominellen Wanddefekten (Omphalocelen, Gastrochisis):

- respiratorische Störungen durch eine intestinale Distension (Berücksichtigung günstiger Lagerungs- und Fixierungstechniken zur Senkung des intraabdominellen Druckes, Plazierung einer Magensonde, schonende Beatmung bei Narkoseeinleitung)
- hohe Wärme- und Flüssigkeitsverluste.

Die postoperative Phase ist durch die Neigung zu Atemstörungen, Aspirationen, Hypoglykämien und interstitielle Flüssigkeitseinlagerungen gekennzeichnet [4, 5].

Ein gehäuftes Vorkommen von Immundefizienzen wurde beschrieben [2].

Im Klein- und Schulkindesalter besteht erfreulicherweise eine große Ausgleichstendenz bezüglich der Mund- und Zungengröße, der Splanchomegalien und der Hemihypertrophien [5].

Etwa 10% der Patienten entwickeln Neoplasien (insbesondere Wilms-Tumoren, adrenokortikale Karzinome, Hepatoblastome und Rhabdomyosarkome) [3, 7].

Literatur

1. Beckwith JB (1969) Macroglossia, omphalocele, adrenal cytomegalie, gigantism, and hyperplastic visceromegaly. Birth Defects 5: 188
2. Green RJ et al. (1973) Immunodeficiency associated with exomphalos macroglossia gigantism syndrome. J Pediatr 82: 814
3. Haas OA, Zoubek A, Grümayer ER, Ferst G, Gadner H (1987) Das Wiedemann-Beckwith-Syndrom: Klinische Charakteristik, konstitutionelle Chromosomenanomalien und Tumorinzidenz. Klin Pädiat 199: 283
4. Kosseff A, Herrmann L, Gilbert EF et al. (1976)

Studies of malformation syndromes of man XXIX. Amer J Genet 1: 59

5. Wiedemann HR (1964) Complexe malformatif familial avec hernie ombilicale et macroglossie – un syndrome nouveau? J de Genet Humaine 13: 223

6. Wiedemann HR (1973) Exomphalos-Macroglossie-Gigantismus Syndrome. Z Kinderheilkd 115: 193

7. Wiedemann HR, Grosse FR, Dibbern H (1982) Das charakteristische Syndrom: Blickdiagnose von Syndromen. 2. Auflage; Schattauer Verlag, Stuttgart New York, S 82

Behçet Syndrom (Morbus Behçet)

Krankheitsbild

Ätiologisch unklare, mukocutane Gewebsveränderungen (Autoimmunerkrankung) mit [2]:

- entzündlich-degenerativen Augenveränderungen
- intraoralen, ösophagealen und gastrointestinalen Schleimhautveränderungen (Ulcerationen/Granulationen)
- schweren bronchopulmonalen, cardiovasculären, renalen und arthritischen Entzündungsreaktionen und -folgen
- Thrombophlebitiden.

Überwiegend betroffen sind männliche Adoleszenten.

Klinik und anästhesiologische Besonderheiten

Der Erkrankungsverlauf ist chronisch-progredient.

Kortikoide, Immunsuppressiva und fibrinolytische Medikamente werden zur symptomatischen Behandlung eingesetzt.

Durch eine Mitbeteiligung des zentralen Nervensystems kann es zu Krämpfen, spastischen Paresen, Ataxien und schweren Bewußtseinsstörungen kommen [3, 4].

Bei anästhesiologischen Verfahren sind folgende Erfahrungen zu berücksichtigen [1, 5]:

- die Patienten sind häufig in einem schlechten Allgemeinzustand (Maldigestion, Malabsorption)
- bei Verdacht auf ein Intubationshindernis sollte eine pharyngo-tracheale Inspektion unter erhaltener Spontanatmung durchgeführt werden
- bei einer mutmaßlich schwierigen Intubation können Oberflächenanästhetika, eine tiefe Halothannarkose mit erhaltener Spontanatmung und endoskopische Verfahren zur Tubusplazierung eingesetzt werden
- auf eine aseptische Arbeitsweise ist (besonders bei offenen Dermatitiden) zu achten
- bei einer Vorbehandlung mit Kortikoiden ist auf eine adäquate perioperative Substitutionstherapie zu achten.

Literatur

1. Ahonen AV, Stenius-Aariala BSM (1978) Obstructive lung disease in Behçet's syndrome. Scand J Respir Dis 59: 44
2. Chajeh T, Fainarn M (1975) Behçet's disease: report of 41 cases and review of literature. Medicine 54: 179

3. Penza R, Brunetti L, Franciosa G et al. (1983) Renal amyloidosis in a child with Behçet's syndrome. Int J Pediatr Nephrol 4: 35
4. Rouguin N, Haim S, Reshef R et al (1978) Cardiac involvement and superior vena caval obstruction in Behçet's disease. Thorax 33: 375
5. Turner ME (1972) Anaesthetic difficulties associated with Behçet's syndrome. Br J Anaesth 44: 100

Berardinelli Syndrom

Krankheitsbild

Ätiopathogenetisch unklare hypophysär-hypothalamische Funktionsstörung mit autosomal-rezessivem Erbgang [2, 3]. Charakteristische Merkmale sind ein:

- gesteigertes Längenwachstum und Organomegalien durch massive Neutralfett- und Glykogeneinlagerungen
- Hyperinsulinismus mit Hypoglykämien und Hyperlipidämie.

Klinik und anästhesiologische Besonderheiten

Frühe mentale Entwicklungsverzögerung mit allgemeiner Retardierung, Kardio- und Hepatomegalie, Hypertrophie der Skelettmuskulatur. Vielfältige metabolische Funktionsstörungen sind möglich; z.B. Hypoglykämien aber auch insulinresistente nichtketotische Hyperglykämien.

Im Verlauf der Erkrankung kommt es zu einer Hepato-Splenomegalie mit Fettinfiltrationen, Ausbildung einer Leberzirrhose mit Ösophagusvarizen und Blutungsproblemen [1].

Präoperativ sollte u.a. der Blutgerinnungs-Status und die Stoffwechselsituation überprüft werden. Bei entsprechenden Hinweisen empfiehlt sich auch ein kardiologisches und ein endokrinologisches Konzil.

Literatur

1. Senior B, Gellis SS (1964) The syndromes of total lipodystrophy and of partial lipodystrophy. Pediatrics 33: 593
2. Mabry CC, Hollingsworth DR, Upton GV, Corbin A (1973) A pituitary-hypothalamic dysfunction in generalized lipodystrophy. J Pediatr 82: 625
3. Mabry CC, Hollingsworth DR (1972) Failure of hypophysectomy in generalized lipodystrophy. J Pediatr 81: 990

siehe unter:
Treacher Collins-Syndrom

Berry Syndrom

Blepharophimosis Syndrom
und
Fraser Syndrom
(Cryptopthalmus Syndrom)
Mietens Syndrom
Oculo-dento-digitale Syndrome
(Oculodentale Dysplasien)
Lowe Syndrom
(Oculo-cerebro-renales Syndrom)

Krankheitsbild

Fehlbildungsmuster mit einer ausgesprochen großen phänotypischen Heterogenität, die teilweise noch der exakteren Definition und Abgrenzung bedürfen [4].

Es handelt sich überwiegend um spontane Neumutationen, die autosomal-rezessiv weitergegeben werden.

Klinik und anästhesiologische Besonderheiten

Die Patienten der o.gen. Fehlbildungsmuster fallen durch ihre vielfältigen Augenanomalien (Strabismus, Katarakte, Glaukom, Retinaablösungen), ihre massiven Trink- und Fütterungsprobleme und eine allgemeine Hypotonie auf.

Bei Patienten mit Fraser Syndrom wurden gehäuft schwere faciale und laryngeale Anomalien (Beatmungs- und Intubationsprobleme) beschrieben.

Bei Patienten mit Blepharophimosis und Mietens Syndrom sind Herz- und Gefäßanomalien fakultativ [2, 3].

Anästhesiologische Schwierigkeiten sind besonders bei Patienten mit Lowe Syndrom zu erwarten. Zum Vollbild der Erkrankung zählen:

- Kraniostenosen
- mentale Retardierungen
- Krampfleiden (pathologisches EEG nahezu obligat!), mit neuromuskulärer Hyperaktivität und
- renale Dysfunktionen (mit Albuminurie, Aminoacidurie, hypochlorämischer Azidose).

Präoperative Rö-Thorax- und EKG-Untersuchungen; Kontrollen des Elektrolyt- und Säure-Basen-Status sowie der Nierenfunktion sind obligat.

In der gesamten Patientengruppe sollten Ketamine, Succinylcholin und eine zu flache Narkoseführung wegen der Möglichkeit einer unerwünschten Erhöhung des intraokulären Druckes vermieden werden.

Zurückhaltend sind vorwiegend renal metabolisierte Pharmaka einzusetzen. An eine Dosisreduktion (und Serum-Spiegelbestimmungen) ist auch bei zahlreichen Antibiotika zu denken.

Bei Kindern mit Anomalien der Atemwege und Deformitäten des Thorax muß auf die Symptome einer chronischen Bronchopneumonie geachtet werden. Bei ihnen ist nach größeren Eingriffen mit einer schwierigen Respiratorentwöhnung zu rechnen.

Literatur

1. Illig R, Dumermuth G, Prader A (1963) Das oculo-cerebro-renale Syndrom (Lowe). Helv paediat Acta 18: 173
2. Judisch GF, Martin-Casals A, Hanson J, Olin WH (1979) Oculodentodigital dysplasia. Arch Ophtalmol 97: 878
3. Mietens C, Weber H (1966) A syndrome characterized by corneal opacity, nystagmus, flexion contracture of the elbows, growth failure, and mental retardation. J Pediatr 69: 624
4. Smith DW (1982) Recognizable patterns of human malformation. 3rd edition. WB Saunders, Philadelphia London Toronto

Bloch-Sulzberger Syndrom (Incontinentia pigmentosa-Syndrom)

Krankheitsbild

Das Fehlbildungsmuster betrifft ganz überwiegend das weibliche Geschlecht und besteht aus [1, 2]:

- ZNS-Störungen
- Pigmentanomalien (Pigmentnaevi), Hautdystrophien und Zahnfehlbildungen
- Skelettdeformitäten.

Klinik und anästhesiologische Besonderheiten

Zahlreiche Patienten sind teilerblindet und/ oder taub. Etwa 50% von ihnen sind mikrocephal, haben Krampfleiden und andere schwere neurologische Defizienzen.

Großflächige, zunächst eruptiv-pigmentöse Hautveränderungen wandeln sich im Säuglings- und Kleinkindesalter zu schweren Hautatrophien [2].

Für die opthalmologischen Verlaufskontrollen sind häufig Narkoseuntersuchungen notwendig. Alle, die Krampfschwellen senkenden Medikamente sind zu meiden (Prämedikation mit antikonvulsiv wirkenden Substanzen).

Bei Patienten mit spastischen Paresen keine depolarisierenden Muskelrelaxantien geben.

Besonders bei Kindern mit Skelettdeformitäten kommt es leicht zu intraoperativen Lagerungsschäden!

Spezielle anästhesiologische Komplikationen wurden bisher nicht berichtet.

Literatur

1. Carney RG (1951) Incontinentia pigmenti. A report of five cases and review of the literature. Arch Dermatol Syph 64: 126
2. Morgan JD (1971) Incontinentia pigmenti. Am J Dis Child 122: 294

Krankheitsbild

Minderwuchs-Syndrome mit autosomal-rezessivem Erbgang. Als Leitsymptome sind zu nennen [1, 2, 3]:

- Mikrocephalus (häufig hypothalamische Funktionsstörungen und EEG-Veränderungen) mit facialen Anomalien, Kiefer- und Zahnhypoplasien
- telangiektatische und hypotrophe Hautanomalien.

Zahlreiche funktionelle und morphologische Begleitdefekte wurden berichtet (z.B.: Immundefekte mit Ig-A-Mangel, Syndaktylien und Hypogonadismus).

Klinik und anästhesiologische Besonderheiten

Die Säuglingszeit ist durch Fütterungsprobleme, Aspirationspneumonien, Mangelentwicklung und neurologische Auffälligkeiten kompliziert.

Die Lebenserwartung der Patienten wird häufig durch progressive ZNS-Funktionsstörungen, Leukämien, gastrointestinale Tumoren und andere Malignome reduziert [3].

Bloom Syndrom und De Sanctis-Cacchione Syndrome

Meist befinden sich die Patienten präoperativ in einem sehr reduzierten Allgemeinzustand. Die präoperative Diagnostik, vorbereitende Maßnahmen und die Prämedikation sind darauf abzustimmen. Auf Zeichen von endokrinologischen Funktionsstörungen ist besonders zu achten [2].

Durch Überempfindlichkeiten der Haut kommen Wundheilungsstörungen und lokale Infektionen gehäuft vor [3].

Literatur

1. Bloom D (1966) The syndrome of congenital telangiectatic erythema and stunted growth. J Pediatr 68: 103
2. Shimasaki M (1978) Three cases of De Sanctis-Cacchione syndrome with endocrinological abnormalities. Acta Paediatr Jap 20: 100
3. Smith DW (1982) Recognizable patterns of human malformation. 3rd edition, p.90 WB Saunders, Philadelphia-London-Toronto

Branchio-oto-renales Syndrom (BOR-Syndrom)

siehe unter: Melnick-Fraser Syndrom

Bronchopulmonale Dysplasie (BPD) Mikity-Wilson Syndrom

Krankheitsbild

Bei 1–8% der langzeitbeatmeten Neugeborenen kommt es in Abhängigkeit vom erlittenen Barotrauma zu strukturellen Lungenschäden. Werden kleine Frühgeborene (unter der 32.SSW/kleiner: 1500 g) mit hohen Druckamplituden und einem O_2-Anteil von größer/gleich 80% beatmet, beträgt der Anteil an BPD-geschädigten Kindern 11–22% [3].

Es wird angenommen, daß eine mechanisch-toxische Pneumocyten-Schädigung (BPD-Stadium I und II) innerhalb kurzer Zeit durch eine abakterielle Entzündungsreaktion in die bindegewebig-proliferativen Veränderungen der BPD-Stadien III und IV übergehen kann. Den Symptomen einer chronischen respiratorischen Insuffizienz entsprechen typische röntgenologische Veränderungen.

Beim Mikity-Wilson Syndrom (betroffen sind fast ausschließlich sehr kleine Frühgeborene) wechseln stark überblähte, bullöse Lungenteile mit atelektatischen Bereichen [1, 5].

Vielfältige Sekundärkomplikationen treten in der 4.–6. Lebenswoche hinzu [2, 4, 5].

Klinik und anästhesiologische Besonderheiten

Bei der maschinellen Beatmung von Neugeborenen ist (zur Prophylaxe einer BPD) auf die geringstmöglichen in- und exspiratorischen Druckamplituden, eine PEEP-Optimierung, niedrige FiO_2-Anteile und die Vermeidung von schweren Azidosen zu achten. Sehr wichtig ist das frühzeitige Erkennen und Behandeln von Bronchialobstruktionen und bronchopulmonalen Infektionen.

Die Therapie einer BPD ist rein sympto matisch und der Verlauf meist sehr langwierig.

Lebensbedrohliche Komplikationen sind akute Pneumothoracis, schwere Pneumonien und die Ausbildung einer Herzinsuffizienz bei pulmonaler Hypertonie [3, 4].

Bei der Narkose eines BPD-Patienten sind u.a. folgende Gesichtspunkte zu berücksichtigen [2, 3, 4]:

- eine präoperative Anämie ist gravierender als bei altersgleichen, lungengesunden Patienten zu beurteilen (Wahleingriffe verschieben, frühzeitigere Transfusionsindikation bei Notfalleingriffen).
- bei der Prämedikation sind atmungssupprimierende Substanzen kontraindiziert
- Verwendung atraumatischer Tubusgrößen (bei dystrophen Kindern klein wählen)
- auf eine restriktive perioperative Infusionsbilanz muß geachtet werden
- eine perioperative Antibiotikagabe ist zu erwägen
- nicht selten ist eine postoperative Nachbeatmung mit langwieriger Respiratorentwöhnung notwendig.

Literatur

1. Böhm N (1984) Kinderpathologie. Schattauer-Verlag, Stuttgart-New York, S 184
2. Laupus WE (1972) Bronchopulmonary dysplasia. In: Kendig EL (ed) Pulmonary disorders. Disorders of the respiratory tract in children. WB Saunders, Philadelphia London Toronto
3. Menzel K (1983) Neonatologische Intensivbetreuung. Thieme-Verlag, Stuttgart New York, S.70
4. Vaughan VC III, McKay RJ, Nelson WE (eds) (1975) Textbook of Pediatrics. 10th edition; WB Saunders, Philadelphia London Toronto, p 371
5. Weingärtner L, Reiss HJ, Knolle H (1968) Die in-

terstitielle mononucleäre herdförmig fibrosie-
rende Pneumonie (Wilson-Mikity-Syndrom) –
keine ausschließliche Erkrankung von Frühgeborenen. Mschr Kinderheilkd 116: 581

Krankheitsbild

Das Catel-Manzke Syndrom beschreibt die
Kombination von Pierre Robin-typischen
Anomalien und Handmißbildungen [1].

McKusick beschrieb fünf weitere, mit
dem Pierre Robin-Phänotypus häufig verge-
sellschaftete Mißbildungskomplexe [2].

Klinik und anästhesiologische Besonderheiten

Bei Patienten mit diesen komplexen Fehlbildungen führen Atmungs- und Fütterungs-
schwierigkeiten nicht selten zu langen Klinik-
aufenthalten. Durch Aspirationen kann es zu
einer lebensgefährlichen respiratorischen
Insuffizienz kommen.

Vielfältige chirurgische Interventionen
wurden beschrieben. Eine detaillierte Ana-
mnese- und Befunderhebung ist zur perioperativen Risikoeinschätzung wichtig [4].

Eine umfangreiche Literatur gibt Empfehlungen für die meist schwierige Intubation
(z.B.: unter erhaltener Spontanatmung und/
oder mit Hilfe eines flexiblen Bronchoskops).

Weitere perioperative Besonderheiten
können sich durch Kiefer-Gaumen-Spalten,
thorakale Skelettmißbildungen, hypoplastische Lungen und Herzfehler (perioperative
Endokarditisprophylaxe) ergeben [3].

Catel-Manzke Syndrom

(siehe auch die Kapitel: Pierre Robin-Syndrom und Treacher-Collins Syndrom).

Literatur

1. Brude E (1984) Pierre Robin sequence and hyperphalangy-a genetic entity. Eur J Pediatr 142: 222
2. McKusick VA (1983) Mendelian heritance in man. Catalogs of autosomal dominant, autosomal recessive, and X-linked phenotypes. 6th edition. The John Hopkins Univ Press, Baltimore-London
3. Steward DJ (1985) Manual of Pediatric Anesthesia. 2nd edition; Churchill Livingstone, New York-Edinburgh-London-Melbourne, p 331
4. Sundaram V, Taysi K, Hartmann AF Jr, Shackelford GD, Keating JP (1982) Hyperphalangy and clinodactylie of the index finger with Pierre Robin anomaly: Catel-Manzke Syndrome. Clin Genet 21: 407

Camptomelie Dysplasien

siehe unter: Chondrodystrophie
Osteo-Chondrodysplasie Syndrome

Cardiovaskuläre Fehlbildungen (Herzfehler und Anomalien der herznahen Gefäße)

Krankheitsbild

Durch Fehlentwicklungen zwischen dem 20.–50. Embryonaltag kommt es isoliert oder in Kombination mit anderen Fehlbildungen zu:

- Herzklappenfehlern (Aorten-, Mitral- und Trikuspidalklappe)
- Septierungsdefekten mit der Folge abnormer Kreislaufverbindungen (Shunts)

- Anomalien der großen Gefäße
- abnormen Herzlagen
- Kardiomyopathien
- Endokardelastosen und Anomalien der Herzkranzgefäße.

Aus diesen Fehlbildungen resultieren Druck- (bei Obstruktionen) und/oder Volumenbelastungen (bei Shunts) für die Herzmuskulatur. Die Folgen sind hypertrophische Myocardveränderungen mit sekundären Herzfunktionsstörungen und pulmonalen Gefäß- und Gewebsveränderungen [1].

Bei Kindern mit angeborenen Herzfehlern ist in einer Häufigkeit von 7,7% (nach einigen Untersuchern sogar bis 18,3%) mit bedeutsamen extrakardialen Fehlbildungen zu rechnen [3].

Klinik und anästhesiologische Besonderheiten

Bei der anästhesiologischen Untersuchung von Kindern mit Herzfehlern ist zu achten auf:

- Trinkschwächen, eine Dyspnoe oder Cyanose, die Zeichen einer Herzinsuffizienz und/oder Herzrhythmusstörungen
- röntgenologische und cardiologische Vorbefunde
- Hinweise auf eine Kompression der Atemwege
- Infektionen (dentogener, otogener oder bronchopulmonaler Focus)
- Anämien, Polycythämien, Störungen des Flüssigkeits-, Elektrolyt- und Säure-Basen-Haushaltes, sowie der Gerinnung
- eine präexistente Medikation; insbeson-

dere: Kardiaka, Diuretika, gerinnungsrelevante Medikamente

- die Festlegung einer perioperativen Endokarditis-Prophylaxe
- eine sedierende, nicht kardiosupprimierende Prämedikation (Vermeidung eines erhöhten Sympathikotonus, einer gesteigerten Druck- und/oder Volumenarbeit und eines erhöhten O_2-Bedarfs des Herzens): bevorzugt werden Opiate bzw. ihre Derivate.

Bei einer vorbestehenden beta-Blocker-Therapie (Patienten mit einer Fallot'schen Tetralogie) ist folgendes zu beachten:

- die Medikation sollte bei nicht-kardiochirurgischen Eingriffen weitergeführt werden
- vor kardiochirurgischen Eingriffen sollten beta-Blocker wegen der Gefahr einer Herzinsuffizienz abgesetzt werden (Ausnahme: häufige hypoxämische Anfälle)
- zur Narkoseeinleitung wird wegen der Gefahr einer Hypotension häufig Ketamin eingesetzt; nachfolgend modifizierte Neuroleptanästhesie ohne Dehydrobenzperidol
- ein therapiebedürftiger Abfall des Herzzeitvolumens (anhaltende Hypotension!) kann mit kleinen Dosen Noradrenalin (0,1 µg/kg KG/min) behandelt werden. Cave: nicht mit Dopamin, da eine infundibuläre Pulmonalstenose dadurch hämodynamisch verstärkt werden würde!
- unter einer Dociton-Medikation kann es zu einer relativen Kaliumverarmung des Organismus kommen. Bei der Gabe von Succinylcholin droht dann ein akuter Anstieg der Serumkaliumkonzentration.

Bei Patienten mit Shuntvitien sollten stark negativ inotrope Substanzen nicht eingesetzt werden. Sie führen zu einer Erhöhung des Rechts-Links-Shunts, einer pulmonalen Hyperperfusion mit interstitieller Flüssigkeitsüberladung, einer Steigerung des pulmonalen Gefäßwiderstandes und damit zu einer weiteren Zunahme der Myokardbelastung. Andere, gleichsinnig wirkende Faktoren sind Hypoxämie, Hyperkapnie, Azidose, neurovegetative Einflüsse und zahlreiche andere Medikamente.

Intravenös applizierte Narkotica wirken bei einem Rechts-Links-Shunt durch die veränderte Hämodynamik beschleunigt, volatile Anästhetika dagegen eher verzögert [4].

Patienten mit zyanotischen Vitien haben einen relativ hohen Bedarf an Muskelrelaxantien (Norcuronium, Pancuronium als Mittel der Wahl).

Bei der Berechnung von Infusions- und Transfusionsvolumina ist zu beachten, daß bei Herzpatienten häufig die Bedingungen für eine rechtsverschobene O_2-Dissoziationskurve vorliegen (verbesserte O_2-Abgabe ans Gewebe).

Für diese Patienten ist eine Dehydratation besonders gefährlich, da sie zu einem erhöhten Thromboserisiko disponiert [2, 4]. Andererseits können die Gerinnungswerte auch durch erniedrigte Thrombozytenwerte (Thrombozytopathie!) und eine verminderte Faktorenkonzentration (z. B. verminderte hepatische Synthese; speziell: Prothrombinkonzentration) verändert sein.

Im folgenden noch einige Hinweise zu speziellen Krankheitsbildern [3, 4]:

- Ductus-Ligatur: intraoperativ Verletzungsgefahr großer Gefäße, des D. thoracicus und des N. recurrens (Bereitstellung von Blutkonserven, postoperative Rö-Thorax-Kontrolle, auf Stimmbandfunktion achten)! Durch die Narkoseführung müssen (besonders bei sehr unreifen Frühgeborenen) ein zu hoher Blutdruckanstieg (nach der Ductus-Ligatur), die Entstehung einer zu großen Volumenbelastung (durch die Infusionstherapie) und nachteilige metabolische Einflüsse vermieden werden.

- Aortenstenose: Als Hauptprobleme sind die prästenotische Hypertonie, ein stark ausgeprägter Kollateralkreislauf und die Gefahr einer Hypotonie nach Narkoseeinleitung zu nennen (rechtsseitige RR-Messungen!).
- vaskulärer Ring: Gefahr der prä- und intraoperativen Atemwegsobstruktion; postoperativ stridoröse Atmung wenn bereits eine Tracheomalacie vorliegt.
- palliative Eingriffe bei Vorhof- und Ventrikelseptumdefekten, AV-Kanal und Truncus arteriosus: Art. pulmonalis-Bändelung bzw. Shuntanlagen sollen einen zu hohen bzw. zu niedrigen pulmonalen Durchfluß (Gefahr der Lungenstauung/pulmonalen Hypertonie bzw. der Hypoxie, Polyzythämie und Cyanose) normalisieren. Bei einem postoperativ inadäquaten pulmonalen Durchfluß ist mit einer Verstärkung der o. gen. Störungen zu rechnen (Shuntthrombosierung, reaktive Herzinsuffizienz).

Nicht eingegangen werden kann im gegebenen thematischen Rahmen auf Besonderheiten bei der:

- Induktion einer künstlichen Hypothermie
- Anwendung eines kardio-pulmonalen Bypass.

Diese Verfahren sind bei der Korrektur von Transpositionen der großen Gefäße oder anderen Eingriffen am offenen Herzen notwendig.

Bei diesen Techniken sind eine postoperativ verminderte Lungencompliance (IPP-Beatmung mit PEEP) und die Gefahr einer pulmonalen Überflutung (Adaptation an den zusätzlichen Anastomosendurchfluß) zu berücksichtigen [4].

Literatur

1. Böhm N (1984) Kinderpathologie S 146. Schattauer-Verlag, Stuttgart-New York
2. Filston HC, Izant RJ Jr (1985) The Surgical Neonate. 2nd edition: p 37 Appleton Century Crofts, Norwalk-Connecticut
3. Kramer HH (1984) Prospektive klinisch genetische Untersuchungen bei Kindern mit kardiovaskulären Fehlbildungen. Habil-Schrift Med Fakultät Univ. Düsseldorf
4. Rees GJ, Gray TC (1981) Paediatric Anaesthesia – trends in current practise. Butterworth, London-Sydney-Toronto

Krankheitsbild

Meist handelt es sich um Neumutationen. Differentialdiagnostisch kann die phänotypische Abgrenzung der Patienten zum Apert- und Lawrence-Moon-Biedl-Syndrom schwierig sein [1, 6].

Carpenter Syndrom und andere seltene Craniostenose-Syndrome: Morbus Crouzon Pfeiffer Syndrom

Klinik und anästhesiologische Besonderheiten

Psychomental meist schwer retardierte, adipöse Patienten mit teilweise bizarren Schädel- und Gesichtsdysmorphien.

Besonders beim Carpenter Syndrom können vielfältige Begleitfehlbildungen des Herzens, der Abdominalorgane und der Extremitäten vorliegen.

Die präoperative Diagnostik sollte eine neuropädiatrische (u.a. EEG), radiologische und kardiologische Abklärung beinhalten.

Bei der Wahl der Prämedikation müssen insbesondere zentralnervöse und bronchopulmonale Atemstörungen berücksichtigt werden.

Bei kranioplastischen Eingriffen sollten ausreichend großlumige i.v.-Zugänge und eine genügende Anzahl von Blutkonserven bereitgestellt sein [2, 5]. Für die Auswahl der Narkotika und die Narkoseführung sind Informationen über den intrakraniellen Druck (bei 70% der Patienten erhöht; d.h. verminderte intrakranielle Compliance) zu berücksichtigen [2, 3, 4].

Literatur

1. Cohen MM (1976) Dysmorphic syndromes with craniofacial manifestations. In: Steward R, Prescott G (eds) Oral Facial Genetics. CV Mosby, St.Louis
2. Davies DW, Munro IR (1975) The anesthetic management and intraoperative care of patients undergoing major facial osteotomies. Plast Reconstr Surg 55: 50
3. Handler SD, Beaugard ME, Whitaker LA et al.

(1978) Airway management in the repair of craniofacial defects. Cleft Palate J 16: 16
4. Marchac D (1984) Discussion: Early surgery for craniofacial synostosis: an 8-year experience. Plast Reconstr Surg 73: 531
5. Shillito J, Matson DD (1968) Craniosynostosis: a review of 519 surgical patients. Pediatrics 41: 829
6. Smith DW (1982) Recognizable patterns of human malformation. 3rd edition: WB Saunders, Philadelphia London Toronto, p 306

Cat-eye Syndrom

Krankheitsbild

Durch ein zusätzliches, dem Chromosom 22 ähnliches Chromosom kommt es zu einem Krankheitsbild mit den Leitsymptomen:

- kraniofaciale Mißbildungen
- Iriskolobome
- Herzvitium
- Analatresie

und gelegentlich zusätzlichen Skelett- und Nierenfehlbildungen [1, 5].

Klinik und anästhesiologische Besonderheiten

Die große Variabilität des Krankheitsbildes wurde bisher in allen Berichten betont, wobei Katarakte nicht selten der Grund für opthamologische Operationen sind.

Eine präoperative cardiologische und/oder renale Abklärung ist generell zu empfehlen.

Eine Mikrognathie kann Ursache für Intubationsprobleme werden. Intraoperativ ist auf die Vermeidung von gefährlichen Medikamenteninteraktion (z.B. bei ophthalmologischen Eingriffen: Epinephrin/Halothan) ist zu achten [2, 3, 4].

Eine erhebliche Variabilitäten beim Verlauf der großen Körpervenen wurde beschrieben und könnte beim Plazieren zentralvenöser Katheter bedeutsam werden [4].

Literatur

1. Bühler EM, Mekes K, Muller H, Staller GR (1972) Cat-eye syndrome, a partial trisomy 22. Humangenetik 15: 150
2. Duncalf D (1975) Anesthesia and intraocular pressure. Bull NY Acad Med 51: 374
3. Karl HW, Swedlow DB, Lee KW et al. (1983) Epinephrine-halothane interactions in children. Anesthesiology 58: 142
4. Katz J, Steward DJ (1987) Anesthesia and Uncommon Pediatric Diseases. WB Saunders, Philadelphia London Toronto, p 273
5. Smith DW (1982) Recognizable patterns of human malformation. 3rd edition: WB Saunders, Philadelphia London Toronto, p 60

Cerebraler Gigantismus siehe unter: Sotos-Syndrom

Cerebro-hepato-renales Syndrom siehe unter: Zellweger Syndrom

Cerebro-oculo-facial-skeletales Syndrom (COFS-Syndrom) Pena-Shokeir Syndrome

Krankheitsbild

Mutmaßlich autosomal-rezessiv vererbliche, pathogenetisch z.T. noch unklare Stoffwechselstörung [1].

Als Folge einer schweren infantilen Gedeihstörung kommt es zu cerebralen, okulären, kraniofacialen und skeletalen Organstörungen [4, 5].

Klinik und anästhesiologische Besonderheiten

Die progrediente Erkrankung läuft meist in drei Phasen ab [4]:

- anamnestisch normale intrauterine Entwicklung und unauffällige Neugeborenenperiode
- nachfolgend kontinuierliche somatische Entwicklungsverzögerung und statomotorische Retardierung
- nach dem 3. Lebensjahr erfolgt eine (trotz adäquater Kalorienzufuhr) kontinuierliche Gewichtsabnahme mit Entwicklung einer Kachexie.

Anästhesiologische und perioperative Erfahrungsberichte liegen zu diesem Krankheitsbild bisher nur aus dem ophthalmologischen Bereich vor. Sie unterstreichen die Gefahren einer anästhetikavermittelten intraocularen Druckerhöhung [2, 3].

Literatur

1. Böhm N (1984) Kinderpathologie. Schattauer-Verlag, Stuttgart-New York, S 102
2. Bormann B, Babinski M, Bunegin L et al. (1979)

Succinylcholine: intraocular and intracranial pressure. ASA Abstracts, Anesthesiology 51, S 272

3. Hoskins HD (1982) Pediatric glaucomas. In: Metz HS, Rosenbaum AL (eds) Pediatric Ophthalmology. Medical Examination Publishimh Co, New York, p 262

4. Pena SDJ (1974) Autosomal recessive cerebro-oculo-facial-skeletal (COFS) syndrome. Clin Genet 5: 285

5. Pena SDJ (1978) COFS syndrome revisited. Birth Defects, Orig. Articles Series XIV: 205

CHARGE-Assoziation

Krankheitsbild

Ein- und beidseitige Choanalatresien kommen häufig in Kombination mit anderen Anomalien vor [3]. Das sporadische Auftreten von:

- Kolobomen (**C**oloboma)
- Herzfehlern (**H**eart Disease)
- Choanalatresien (**A**tresia of choanae)
- einer retardierten mentalen und statomotorischen Entwicklung (**R**etarded mental development and growth)
- **G**enitalhypoplasien
- Ohrenanomalien (**E**ar anomalies and deafness) ist von besonderem klinischen Interesse [4].

Die Einbeziehung von Patienten mit Lippen-, Kiefer-, Gaumenspalten und Ösophagusatresien in die CHARGE-Assoziation wurde vorgeschlagen.

Von ihr abzugrenzen sind phänotypisch sehr ähnliche Mißbildungsmuster bei Patienten mit craniofacialer Dysostosis, Francheschetti-Klein Syndrom, Trisomie 18, Trisomie 21 und Turner Syndrom [3].

Klinik und anästhesiologische Besonderheiten

Die Mehrzahl der Neugeborenen mit Choanalatresie, Herzvitium und ösophagealer Fehlbildung fallen bereits postpartal durch schwere Atemstörungen auf. Bei ihrer Erstversorgung können durch Gesichts- und Kieferdysmorphien sowie Aspirationen erschwerte Beatmungsbedingungen vorliegen.

Bei der Narkoseeinleitung eines Neugeborenen mit Osophagusatresie sollten morphinverwandte Anästhetika wegen der Gefahr einer medikamentös bedingten Thoraxstarre nicht verwendet werden. Sowohl bei der Auswahl der Medikamente, als auch der Narkoseführung ist an die Vermeidung einer pathologischen Augeninnendruckerhöhung zu denken.

Die Plazierung eines zentralvenösen Katheters ermöglicht postoperativ eine frühzeitige, hochkalorische parenterale Ernährung.

Zur Kontrolle des Operationsergebnisses dienen u.a. Rö-Thorax-Verlaufskontrollen, Kontrastmitteldarstellungen des Ösophagus und eine Tracheo-Bronchoskopie/Ösophagoskopie (Trinkversuche meist nach der 3./4. postoperativen Woche).

Regelmäßige in Allgemeinanästhesie durchgeführte Ösophagusbougierungen sollen einer Narbenschrumpfung im Bereich der Ösophagusanastomose entgegenwirken.

Langwierige respiratorische Probleme ergeben sich durch einen häufig langstreckig pathologischen Trachealwandaufbau („weiche Trachea"; Befundobjektivierung durch Tracheoskopie). Bei wiederholten Apnoen oder schweren Cyanoseanfällen ist eine operative Trachealwandstabilisierung (durch Aortoventropexie) zu diskutieren.

Literatur

1. Buckfield PM, Holdaway MD, Horowitz S, Kean MR (1971) Bilateral congenital choanal atresia associated with anomalies of the fore-gut. Aust Paediatr J 7: 37
2. Hall BD (1979) Choanal atresia and associated multiple anomalies. J Pediatr 95: 395
3. Koletzko B, Majewski F (1984) Congenital anom-alies in patients with choanal atresia: CHARGE-association. Eur J Pediatr 142: 271
4. Pagon RA, Graham JM, Zonana J, Young SL (1981) Coloboma, congenital heart disease and choanal atresia with multiple anomalies: CHARGE-association. J Pediatr 99: 223

Chediak-Higashi Syndrom

Krankheitsbild

Autosomal-rezessives Erbleiden mit Insuffi-zienz der leukozytären Phagozytose (mut-maßlicher Membrandefekt der Leuko- und Melanozytenlysosomen). Die Leitsymptome sind [2, 3]:

– partieller Albinismus
– Photophobie
– Nystagmus
– Infektanfälligkeit (Neutropenie, Zeichen einer Neutropathie und Allgemeinsym-ptome eines schweren Immundefektes. In der „akzelerierten" Terminalphase kommt

es zu einer Panzytopenie und dem Auftreten von Lymphomen).

Das Syndrom gilt als frühletale Variante eines partiellen Albinismus.

Klinik und anästhesiologische Besonderheiten

Die Mehrzahl der Patienten fällt durch ophthalmologisch und/oder dermatologische Symptome auf. Zusätzlich leiden sie fast immer unter rezidivierenden Infekten (Staphylodermien, Bronchopneumonien, Harnwegsinfekten). Oft bestehen eine Thrombo- und eine Leukozytopenie (die neurophilien Granulozyten sind funktionell minderwertig). Ein Teil der Patienten zeigt schwere mentale Defizienzen, Krampfleiden und eine Hyperlipidämie [1].

Bei der Plazierung von Endotrachealtuben und Gefäßzugängen ist auf die Einhaltung einer strengen Asepsis zu achten. Die Punktionsstellen von intravenösen Infusionen sollen mit sterilen Verbänden abgedeckt und kurzfristig kontrolliert werden.

Die perioperative Gabe von Antibiotika ist üblich.

Literatur

1. Blume RS, Wolff SM (1972) The Chediak-Higashi syndrome; studies in four patients and review of the literature. Medicine 51: 247
2. Hitzig WH (1987) Störungen der Phagozyten: Chediak-Higashi-Syndrom. In: Olbing H, Palitzsch D (Hrsg) Fortbildung in der Kinderheilkunde; Band 1987 Immunologie und Infek-

tionskrankheiten. Hansisches Verlagskontor, Lübeck, S 51

3. Seger R (1986) Funktionelle Störungen der neutrophilen Granulozyten. In: Hitzig WH, Griscelli C (eds) Pädiatrische Immunologie: angeborene und erworbene Immundefekte. Thieme, Stuttgart-New York

Chondrodysplasia punctata-Syndrom

siehe unter: Chondrodystrophie
Osteo-Chondrodysplasie Syndrome

Chondrodystrophie und Osteo-Chondrodysplasie Syndrome

Krankheitsbild

In der Gruppe der Osteo-Chondrodysplasien sind die verschiedenen Chondrodystrophie-Formen die häufigsten Erkrankungen (1:10 000 bis 1:26 000/Geburten; Erbgang: autosomal-rezessiv; etwa 90% der Erkrankungen sind Neumutationen) [8].

Durch eine fehlerhafte Umwandlung des metaphysären Knorpels in defekte Knochenstrukturen kommt es zu den Leitsymptomen:

- Makrocephalus
- unproportionierter Minderwuchs (relativ langer Rumpf und kurze Extremitäten).

Aus der Vielzahl der osteo-chondrodysplastischen Syndrome sollen nur die folgenden erwähnt werden:

- Albers-Schönberg Syndrom
- Camptomelie Syndrome
- Chondrodysplasia punctata
- Ellis-van Creveld Syndrom (chondroektodermale Dysplasie)

- Jeune Syndrom (asphyxierende Thoraxdystrophie)
- Kenny Syndrom
- Saldino-Noonan Syndrome („Short rib-
  polydactylie"-Syndrome).

Obwohl phänotypisch große Ähnlichkeiten
vorliegen, handelt es sich bei den o. gen.
Krankheitsbildern um ätiopathogenetisch
teilweise sehr unterschiedliche Krankheitsentitäten [8, 11].
  Ähnliche Skelettveränderungen kommen
auch nach bestimmten pränatalen Infektionen, beim Edwards Syndrom (Trisomie 18)
und beim Zellweger Syndrom vor [6, 8, 10].

Klinik und anästhesiologische Besonderheiten

Viele Chondrodystrophie-Patienten leiden
unter einer stark erhöhten Infektanfälligkeit,
einer Glukoseverwertungsstörung und einer
Adipositas.
  Wegen Funktionseinschränkungen in
den Atlantooccipitalgelenken muß mit Intubationsschwierigkeiten gerechnet werden
[2, 3, 4, 9]. Die Gefahr perioperativer Lagerungsschäden (z.B. spinale Nervenkompressionen) ist zu berücksichtigen [11, 12].
  Bei dem meist kleinen, dysmorphen Tho-
raxskelett dieser Patienten sollten zur Prämedikation und Narkoseeinleitung keine
morphinverwandten Substanzen gegeben
werden (Gefahr einer Thoraxrigidität mit Be-
atmungsproblemen).
  Bei Patienten mit Jeune Syndrom (asphyxierende Thoraxdystrophie) werden diese
Zusammenhänge durch eine allgemeine
Muskelhypotonie noch verstärkt und sind

nicht selten Ursache für eine postoperative respiratorische Insuffizienz [4, 8, 13].

Anästhesiologische Erfahrungsberichte über Patienten mit Camptomelie und Saldino-Noonan Syndrom liegen bisher nicht vor [1, 7].

Berichtet wurden anästhesiebezogene Komplikationen von Patienten mit achondroplastischem Minderwuchs: es kam im Laufe von 36 verschiedenen Eingriffen bei 27 Patienten (überwiegend Foramen magnum-Dekompressionen) zu Intubationsschwierigkeiten, Luftembolien, Spinalinfarkten und peripheren Nervenläsionen [9]. Bei Kindern mit Kenny Syndrom wurden wiederholt hypocalcämische Tetanien (durch einen idiopathischen Hypoparathyreoditismus) beobachtet [5].

Besonderer anästhesiologischer Aufmerksamkeit bedürfen Patienten mit Ellis-van Creveld Syndrom (chondroektodermale Dysplasie) wegen:

- Gesichts- und Kieferanomalien
- angeborenen Herzfehlern (50%; meist Septierungsdefekte)
- Thoraxdeformitäten mit eingeschränkter Lungenfunktion.

Bei ihnen werden eine umfangreiche präoperative Labor- und Funktionsdiagnostik, sowie eine großzügige Indikation für perioperative Antibiotika-Gaben empfohlen [9, 10].

Literatur

1. Cherstvoy ED, Lurie IW, Shved IA, Lazjuk GI, Ostrowskaya TI, Usoev SS (1980) Difficulties in classification of the short rib-polydactylie syndromes. Eur J Pediatr 133: 57

2. Cohen ME, Rosenthal AD, Matson DD (1967) Neurological abnormalities in achondroplastic children. J Pediatr 71: 367

3. Cohen SE (1980) Anesthesia for Cesarean Section in Achondroplastic Dwarfs. Anesthesiology 52: 264

4. Collipp PJ et al. (1972) Abnormal glucose tolerance in children with achondroplasia. Am J Dis Child 124: 682

5. Fanconi S, Fischer JA, Wieland P, Atares M, Fanconi A, Giedion A, Prader A (1986) Kenny syndrome: Evidence for idiopathic hypoparathyroidism in two patients and for abnormal parathyroid hormone in one. J Pediatr 109: 469

6. Gorlin RJ, Pindborg JJ, Cohen MM Jr (1976) Syndromes of the Head an Neck. 2nd edition. McGraw-Hill, New York

7. Kaibara N, Eguchi M, Shibata K, Takagishi K (1980) Short Rib-Polydactylie Syndrome Type I, Saldino-Noonan. Eur J Pediatr 133: 63

8. Leiber B, Olbrich G (1981) Die klinischen Syndrome, Urban-Schwarzenberg, München Wien Baltimore, Bd 1, S 186

9. Mayhew JF, Katz J, Miner M, Leiman BC, Hall JD (1986) Anaesthesia for the achondroplastic dwarf. Can Anaesth Soc J 33: 216

10. Mather JS (1966) Impossible direct laryngoscopy in achondroplasia. Anaesthesia 21: 244

11. McKusick VA (1975) Mendelian Inheritance in Man, 4th edition. John Hopkins Univ Press, Baltimore

12. Rimoin DL (1975) The chondrodystrophies. Adv Hum Genet 5: 1

13. Zelt BA, LoSasso AM (1972) Prolonged nasotracheal intubation and mechanical ventilation in the management of asphyxiating thoracic dystrophy: a case report. Anesth Analg 51: 342

Chondroekto- dermale Dysplasie (Ellis-van Creveld Syndrom)

siehe unter: Chondrodystrophien und Osteo-Chondrodysplasie-Syndrome

Chromosomale Aberrationen: Trisomien 13, 18, 21, 22, Chromosomale Deletionen (strukturelle Chromosomen- aberrationen: 4p, 5p, 18q, 21q, 22q)

Krankheitsbilder, Klinik und anästhesiologische Besonderheiten

Unterbleibt die Trennung der beiden haploiden Chromosomensätze einer normalen Eizelle (non-dysjunction), so führt die nachfolgende Verschmelzung mit einem normalen haploiden Spermien-Genom zu einer Trisomie (als autosomale und heterosomale Trisomie möglich). Die meisten Trisomien enden mit einem Frühabort vor der 12. Gestationswoche (systematische Untersuchungen an Abortmaterial bis zur 20. Schwangerschaftswoche zeigten bei etwa 50–60% der Fälle Chromosomenaberrationen).

Intrauterin lebens- bzw. entwicklungsfähig und klinisch bedeutsam werden in der Regel die folgenden Trisomien [2, 5, 6]:

- Trisomie 13 (Patau-Syndrom): Mikrocephalus, LKG-Spaltbildungen, Mikrognathie, abnorme Hämoglobine.
- Trisomie 18 (Edwards-Syndrom): nahezu jeder Patient mit Herzvitium, Mikrognathie, sehr begrenzte Lebenserwartung.
- Trisomie 21 (Down Syndrom): Betrifft das kleinste menschliche Autosom und hat interessanterweise die besten Entwicklungschancen! (siehe auch S. 73)
- Trisomie 22: Mikrocephalus, Kiefer-Gaumenspaltbildungen, Mikrognathie, Herzvitien.

- Heterosomale Trisomien, z.B. das Klinefelter Syndrom mit XXY-Zustand werden nur zu einem sehr geringen Anteil ausgetragen. Die Diagnose wird nicht selten erst im Schulkindes- oder Adoleszentenalter gestellt, wenn der entwickelte Phänotypus an eine Chromosomenaberration denken läßt (siehe auch S.119).

Auf die große Zahl struktureller Chromosomenaberrationen soll hier nur exemplarisch hingewiesen werden.

Bei den seltenen chromosomalen Deletionen (4p, 5p, 18q, 21q, 22q; siehe auch Cat-eye Syndrom; S.45) kommen folgende Anomalien bevorzugt vor (2, 3, 5, 6):

- Minderwuchs
- mentale Defizienzen (häufig Krampfleiden)
- faciale Dysmorphien (ophthalmologische Defekte, LKG-Spaltbildungen, Makroglossie und HNO-Erkrankungen)
- Herzfehler.

Eine stridoröse Atmung kann Hinweis auf eine Laryngomalacie oder auf Intubationshindernisse (z.B. eine subglottische Enge) sein [1, 2]. Die Tubusgröße sollte dann bewußt klein gewählt werden (u.U. primär sehr weiche Silicon-Tuben zur Vermeidung einer weiteren Trachealtraumatisierung verwenden).

Bei diesen Patienten führten häufige koronare Herzanomalien und Aortenisthmusstenosen (mit hypertensiven Kreislaufparametern) zur Ablehnung von Ketamin-Anästhesien [2, 4].

Die Lebenserwartung von Patienten mit chromosomalen Deletionen ist meist stark verkürzt.

Für Hinweise zu Patienten mit anderen chromosomalen Aberrationen siehe auch unter:

– Aniridie-Wilmstumor Assoziation
– Cat-eye Syndrom
– Turner Syndrom (XO-Syndrom)
– Klinefelter Syndrom (XXY-Syndrom).

Literatur

1. Hatch DJ, Summer E (1981) Neonatal Anaesthesia and Perioperative Care. Current Topics in Anaesthesia. Vol.5, 2nd edition, Arnold, London, p 258
2. Katz J, Steward DJ (1987) Anesthesia and Uncommon Pediatric Diseases; WB Saunders, Philadelphia London Toronto, p 273
3. Leiber B, Olbrich G (1981) Die klinischen Syndrome. Urban-Schwarzenberg, München Wien Baltimore
4. Leao JC et al. (1967) New syndrome associated with partial deletion of short arms of chromosome no 4. JAMA 202: 434
5. Stehling L, Zauder HL (1980) Anesthetic Implications of Congenital Anomalies in Children. Appleton-Century-Crofts, New York
6. Wertelecki W, Gerald PS (1971) Clinical and chromosomal studies of the 18q-syndrome. J Pediatr 78: 44

Cockayne Syndrom   siehe unter: Progeria-Syndrome

Krankheitsbilder

In Ätiologie und Pathogenese unklare Retardierungs- und Skelettfehlbildungs-Syndrome mit normalem Karyotypus [1].

Ähnlichkeiten finden sich zu Trisomie 18-Patienten, zu pränatalen Hydantoin/Phenobarbital-Medikationsschädigungen, zu Myxödem- und Mukopolysaccharidose-Patienten.

Über die Langzeitprognose ist wenig bekannt [1, 2, 4].

Klinik und anästhesiologische Besonderheiten

Die Patienten sind durch einen Minderwuchs, eine psychomentale Retardierung, ein grobgeschnittenes Gesicht und vielfältige ossäre Anomalien charakterisiert.

Bei der präoperativen Diagnostik sollte auf Funktionsminderungen durch Thorax- und Wirbelsäulendeformitäten und bronchopulmonale Infektzeichen geachtet werden (gegebenenfalls präoperative Infektsanierung). Bei Festlegung der Prämedikation ist die mangelnde Kooperationsfähigkeit und Neigung der Patienten zu Krämpfen zu berücksichtigen [1, 3, 4].

Durch faciale Dysmorphien kann es zu schwierigen Intubationsbedingungen kommen [2].

Besonders im Neugeborenen- und Säuglingsalter wurden erhebliche Schwankungen des Muskeltonus beobachtet (muskulärer Defekt?!). Der Einsatz von Muskelrelaxantien sollte daher zurückhaltend und durch Relaxometrie überwacht stattfinden.

Nach Langzeiteingriffen ist mit Entwöhnungsproblemen von der maschinellen Beatmung zu rechnen. Von großer Bedeutung ist eine frühe postoperative Physiotherapie.

Auf die große Infektanfälligkeit der Patienten wurde hingewiesen [4].

Literatur

1. Carey JC, Hall BD (1978) The Coffin-Siris Syndrom. Am J Dis Child 132: 667
2. Leiber B, Olbrich G (1981) Die klinischen Syndrome. Urban-Schwarzenberg, München Wien Baltimore
3. Lucaya J, Garcia-Conesa JA, Bosch-Banyeras JM, Pons-Parajorde G (1981) The Coffin-Siris syndrome. A report of four cases and review of the literature. Pediatr Radiol 11: 35
4. Meinecke P, Engelbrecht R, Schaefer E (1986) Coffin-Siris Syndrom bei einem 5-jährigen Mädchen. Monatsschr Kinderheilkd 134: 692

Cerebro-oculo-facial-skeletale Syndrome (COFS-Syndrome)
Pena-Shokeir I Syndrom
Pena-Shokeir II Syndrom

Krankheitsbild

Autosomal-dominantes Erbleiden (noch unklare Stoffwechselstörung; Häufigkeit 1 : 5000–12 000/Geburten) mit vermutlich pränatal beginnender zentraler und peripherer Neuronendegeneration.

Pena-Shokeir I bzw. II-Syndrom Patienten können auch als neurogene Arthrogryposis bezeichnet werden und unterscheiden sich in der Progredienz der Erkrankung und durch Begleitanomalien [1, 2].

Klinik und anästhesiologische Besonderheiten

Pena-Shokeir I-Syndrom Patienten sind meist Frühgeborene mit phänotypischer Ähnlichkeit zur Trisomie 18 und myasthenischen Symptomen. Wegen einer angeborenen Lungenhypoplasie kommt es bei diesen Kindern häufig zu schweren peripartalen Asphyxien (hohe perinatale Mortalität [5, 6]).

Eine deutlich bessere Prognose haben Pena-Shokeir II-Patienten. Die progrediente Erkrankung läuft meist in drei Phasen ab [3, 4, 5].

- anamnestisch normale intrauterine Entwicklung und unauffällige Neugeborenenperiode (bei Mikroophthalmien und angeborenen Katarakten benötigen diese Kinder wiederholte Anästhesien für ophthalmologische Behandlungen).
- nachfolgend somatische und statomotorische Entwicklungsverzögerung
- im Kleinkindesalter erfolgt eine kontinuierliche Gewichtsabnahme (trotz adäquater Kalorienzufuhr) mit Entwicklung einer Kachexie.

Anästhesiologische Erfahrungsberichte liegen bisher zu diesem Krankheitsbild nicht vor.

Eigene Erfahrungen betreffen komplikationsfrei durchgeführte Barbiturat-Intubationsnarkosen (6 mg/kg KG) ohne Muskelrelaxation, die mit O_2-/N_2O-Halothan weitergeführt wurde.

Vor dem Einsatz von Succinylcholin ist die bekannte intraoculäre und intracerebrale Drucksteigerung dieser Substanz zu beachten [2].

Literatur

1. Bisceglia M, Zelante L, Bosman C, Cera R, Dallapiccola B (1987) Pathologic features in two siblings with the Pena-Shokeir I syndrome. Eur J Pediatr 146: 283
2. Bormann B, Babinski M, Bunegin L et al. (1979) Succinylcholine: intraocular and intracraniel pressure. ASA Abstracts, Anesthesiology 51: S 272
3. Pena SDJ (1974) Autosomal recessive cerebro-oculo-facial-skeletal (COFS) syndrome. Clin Genet 5: 285
4. Pena SDJ (1978) COFS syndrome revisited. Birth Defects, Orig Articles Series XIV: 205
5. Shokeir MHK (1978) Pena-Shokeir II Syndrome: cerebro-oculo-facio-skeletal (COFS)-syndrome. In: Myrianthopoulos N Handbook of Clinical Neurology: Neurogenetic Directory Part II, Vol 45. North Holland Publishing Company, Amsterdam
6. Smith DW (1982) Recognizable patterns of human malformation. 3rd edition; WB Saunders, Philadelphia London Toronto, p 136.

Cornelia de Lange-Syndrom

Krankheitsbild

Retardierungs-Minderwuchs-Syndrom (Häufigkeit 1 : 50 000) mit meist unauffälligem Karyotypus (vereinzelt wurden Strukturauffälligkeiten von Chromosom 3 beschrieben) [1, 2].

Klinik und anästhesiologische Besonderheiten

Die häufigsten Anomalien sind:

- retardierte psychomentale Entwicklung
- Minderwuchs
- Mikrobrachycephalie, Mikrognathie mit hohem Rachendach
- Gliedmaßenanomalien (bei verzögerter Knochenreifung)
- Hirsutismus und Cutis marmorata.

Die präoperative Diagnostik sollte auf die Erfassung hämatologischer, immunologischer und endokrinologischer Defizienzen abzielen.

Bei den Patienten sind wegen ophthalmologischen Begleitanomalien oft schon in der Neugeborenen- und Säuglingszeit Narkoseuntersuchungen notwendig. Kinderchirurgische Eingriffe betreffen nicht selten intestinale Fehlbildungen (z.B. Brachyoesophagus, Malrotation, intestinale und urogenitale Doppelungen).

Anästhesiologisch ist auf begleitende Herzvitien (ca. 30% der Kinder: meist Ventrikelseptumdefekte) und die Neigung zu Aspirationen zu achten [1].

Eigene Erfahrungen betreffen ein wiederholt für Zahn- und Kieferoperationen anästhesiertes Kleinkind (18 Monate, dystroph, kein Herzvitium). Im Verlaufe der mit Thiopental-Succinylcholin vorbereiteten und mit O_2-/N_2O-Halothan weitergeführten Intubationsnarkosen kam es zu keinen Auffälligkeiten.

Bei älteren Patienten ist wegen ihres aggressiv-autistischen Verhaltens auf eine starke Prämedikation zu achten.

Literatur

1. Ptacek LJ, Opitz JM, Smith DW, Gerritsen T, Waismann HA (1963) The Cornelia de Lange syndrome. J Pediatr 63: 1000
2. Wilson GN, Hieber VC, Schmickel RD (1978) The association of chromosome 3 duplication and the Cornelia de Lange syndrome. J Pediatr 93: 783

Cri-du-chat Syndrom (5p-Syndrom, Katzenschrei-Syndrom)

siehe unter: chromosomale Aberrationen

De Sanctis-Cacchione Syndrom

siehe unter: Bloom- und De Sanctis-Cacchione Syndrom

De Toni-Debre-Fanconi Syndrom

siehe unter: Fanconi-de Toni-Syndrom

De Morsier-Syndrom (Septo-optische Dysplasie)

Krankheitsbild

Ätiologisch unklare Mittelhirn-Erkrankung mit:

- hypothalamischen und neurohypophysären Funktionsstörungen
- Visusminderung und -verlust [1, 2].

Klinik und anästhesiologische Besonderheiten

Ohne adäquate Hormonsubstitution führen hormonelle Insuffizienzen bereits in der Neugeborenen- und Säuglingsperiode zu schweren Hypovolämien, Elektrolytimbalanzen und konsekutiven Organfunktionsstörungen.

Die ophthalmologischen Funktionsstörungen werden meist erst relativ spät diagnostiziert.

Bei Sedierungen für diagnostische Maßnahmen (wie CT- und NMR-Untersuchungen) und in der perioperativen Phase ist eine erhöhte Kortikoidgabe („Streßdosis") zur Prophylaxe einer Nebenniereninsuffizienz erforderlich.

Bei einzelnen Patienten kann auch die Substitution von Schilddrüsenhormonen notwendig sein [3].

Literatur

1. Billson F, Hopkins IJ (1972) Optic hypoplasia and hypopituitarism. Lancet 1: 905
2. Brook CGD, Sanders MD, Hoare RD (1972) Septo-optic dysplasia. Br Med J 3: 811
3. Kewitz G, Girad J, Probst A, Olafsson A, Vest M, Hirt H, Periat P et al (1984) Septo-optic pituitary dysplasia. Helv paediat Acta 39: 355

Diabetes mellitus

Krankheitsbild

Ein Diabetes mellitus fällt im Kindesalter häufig im Rahmen eines Infektes durch die Leitsymptome [3, 5]:

- Polydipsie
- Polyurie
- Polyphagie mit Gewichtsverlust
- Hyperglykämie

auf.

Es ist die häufigste endokrinologische Erkrankung des Kindesalters (etwa 0,2% der Schulkinder). Pathogenetisch handelt es sich um einen sogenannten Typ I- oder Insulinmangel-Diabetes mit intermittierenden Ketoazidosen. Als Ursache wird eine exogen induzierte (Infekte?!), autoimmunologische Schädigung der insulinproduzierenden Beta-Zellen des Pankreas angenommen.

Neben Störungen der zellulären Glukoseaufnahme und -verwertung kommt es auch zu einer verminderten Fettsynthese und -speicherung und zur Supprimierung der Eiweißsynthese [1].

Die Summe dieser metabolischen Störungen führt zu einer charakteristischen Vasopathie und vielfältigen chronischen Organschädigungen (diabetische Retinopathie, Nephro- und Neuropathie, ischämische Kardiopathie).

Klinik und anästhesiologische Besonderheiten

Bei der Erstmanifestation eines kindlichen Diabetes mellitus kann neben den o. gen. Symptomen auch eine schwere Ketoazidose

(10–20% der Patienten) oder ein abdominelles Beschwerdebild im Vordergrund stehen (Differentialdiagnose: Appendicitis, Pankreatitis!).

Als Faustregel für die Berechnung einer vollständigen Insulinsubstitution gilt: 0,5–1,0 IE/kg KG/24 Std.

Nach der erfolgreichen Ersteinstellung (mit sechs Einzelmahlzeiten, 4-stündlichen Einzeldosen Alt-Insulin, Blutzucker-Tagesprofil und Zucker-, Ketonkörper-Diagnostik im 24-Stunden-Sammelurin) erfolgt die successive Annäherung an die Grundeinstellung („Dauereinstellung" mit meist wesentlich geringerem Insulinbedarf!). Sie besteht in der Regel aus 2 Insulininjektionen (einem morgentlichen ⅔-Teil und einem abendlichen ⅓-Teil des Insulintagesbedarfes). Die Dosen werden vor dem Frühstück bzw. Abendessen gegeben und können aus einem Verzögerungs- und einem kurzwirkenden Insulinpräparat bestehen (Verhältnis der Präparate 2:1 bis 3:1); es werden 3 Haupt- und 2 Zwischenmahlzeiten gegeben [1, 4].

Kommt ein diabeteskrankes Kind zur Operation, so kann es sich in einer labilen oder stabilen Erkrankungsphase befinden, es kann gut oder schlecht „eingestellt" sein (Überprüfung mittels Blutzucker-Tagesprofil und Urin-Glukose-/Ketonkörper-Bestimmung). Bei der präoperativen diabetologischen Beratung sollte auch überprüft werden, ob die Stoffwechsellage durch eine der folgenden Störungen kompliziert ist [2, 3, 4]:

- Dehydratation: es liegt meist eine Hyperglykämie/Glukosurie vor. Sie ist durch isotone NaCl-Lösung unter strengen Blutzucker- und Se-

- Ketoazidose: rumelektrolyt- (insbesondere Kalium-)-Kontrollen auszugleichen. als Folge einer hyperglykämiebedingten Dehydratation. Notwendig sind voll- bzw. halbisotone NaCl-Lösungen, gegebenenfalls mit Zusatz von Na-Bicarbonat, K-Konzentraten. Eine engmaschige Verlaufskontrolle von BZ- und Elektrolyt-Konzentrationen, Serumosmolalität, Säure-Basenstatus und Urinbefunden ist notwendig.
- Hypoglykämie: erfordert die Zufuhr von oralen Glukosetrinklösungen, i.v.-Glukose-10% Infusionen oder die Gabe von 0,3–0,5 ml/kg KG 50%-igen Glukoselösungen (bei bereits eingetretener Bewußtseinsstörung!); Laborkontrollen zunächst stündlich.

Bei größeren, das Niveau der sogenannten „Tageschirurgie/ambulanten Chirurgie" übersteigenden Eingriffen muß der Patient auf Alt-Insulin und i.v.-Glukosezufuhr umgestellt werden [4, 5].

Für das praktische Vorgehen können folgende Empfehlungen gegeben werden [5, 6, 7, 8, 9]:

Am Op.-Tag wird um 7 Uhr ein Nüchternblutzuckerspiegel bestimmt und mit einer kontinuierlichen Infusionstherapie (10%-ige Glukose-Lösung; Richtwert: 2–4 ml/kg KG/

Std.) begonnen. Nach Kenntnis des Blutzuk-
kerwertes Beginn der Insulin-Therapie z.B.
nach Schema I:

30–50% der bisherigen Insulin-Tagesdosis
s.c. (bei BZ über 150 mg%; Dosiserhöhung
um 4–8 IE)

oder nach Schema II:

kontinuierliche Zufuhr von 0,5 IE Alt-Insulin pro Std. über Perfusor (entsprechend einer 24-Std.-Gesamtdosis von 75% der präoperativen Insulin-Tagesdosis; Dosisanpas-
sung je nach BZ-Verlauf notwendig).

Intraoperativ mindestens 1-stündliche BZ-
Kontrollen (bei Bedarf, d.h. BZ-Werten über
250 mg% zusätzliche Alt-Insulingaben in einer Dosierung von 0,10–0,15 mg/kg KG; ergänzend sollten Blutgasanalysen und Elek-
trolytkontrollen vorgenommen werden).
Durch eine Operation kommt es meist zu
einer Sympathicus-Stimulierung, einer vermehrten Cortisol- und STH-Ausschüttung
und damit zu einer eher hyperglykämischen
Stoffwechsellage (Extremfall: hyperosmola-
res Koma). Auch auf die Gefahren einer
Hypoglykämie, Ketoazidose muß geachtet
werden.

Beim Vorgehen nach Schema I kann meist
am Abend des Operationstages die 2. Hälfte
der morgentlichen Insulindosis appliziert
werden. Am 1. p.op. Tag muß die Insulin-
Medikation (Insulin-Tagesbedarf beträgt etwa ⅔ der präoperativen Dosis) durch ein
BZ-Tagesprofil und durch Kontrollen des
Urins (Zucker, Ketonkörper) überprüft werden. Möglichst bald sollte die enterale Ernährung wieder aufgebaut werden.

Wichtig ist zu wissen, daß Diabeteskran-
ke eine erhöhte Infektanfälligkeit und eine
verzögerte Wundheilung haben [1, 5].

Literatur

1. Alberti KG, Hockaday TD (1977) Diabetic coma: a reappraisal after five years. Clin Endocrinol Metab 6: 421
2. Brown TCK, Fisk GC (1984) Kinderanästhesie. Fischer-Verlag, Stuttgart, S. 310
3. Duck SC, Weldon VV, Pagliara AJ (1976) Cerebral edema complicating therapy for diabetic ketoacidosis. Diabetes 25, 111
4. Katz J, Steward DJ (1987) Anesthesia and Uncommon Pediatric Diseases. WB Saunders, Philadelphia London Toronto, p 338
5. Larsen R (1987) Anästhesie. Urban-Schwarzenberg, München Wien Baltimore, 2 Auflage; S 10
6. Lenz G, Kottler B, Schorer R (1985) Memo-Anästhesie. Enke-Verlag, Stuttgart
7. Loughran PG, Giesecke AH (1984) Diabetes mellitus: anesthetic considerations. Semin Anesth 3: 207
8. Roizen MF (1984) Endocrine abnormalities and anesthesia: implications for the anesthesiologist. ASA Refresher Courses No 12. JB Lippincott, Phildelphia
9. Walts LF, Miller J, Davidson MB et al (1981) Perioperative management of diabetes mellitus. Anesthesiology 55: 104

DiGeorge-Syndrom

Krankheitsbild

Eine abnorme Entwicklung der 3. und 4. Pharynxtasche führt zur DiGeorge-Mißbildungssequenz bestehend aus:

- Schädel-, Ohr-, Gesichtsanomalien
- Hypo- bis Aplasie der Nebenschilddrüsen
- Thymushypoplasie
- kardiovaskulären Fehlbildungen (Aortenbogenanomalien, Fallot'sche Tetralogie).

Dieses Mißbildungsmuster tritt sporadisch auf und liegt in etwa 40% der Fälle nahezu vollständig vor.

Als Begleitdefekte werden gelegentlich beobachtet [1, 4]:

- Choanalatresien
- Oesophagusatresien
- Zwerchfellhernien
- Analatresien.

Klinik und anästhesiologische Besonderheiten

Ergänzend zur Basisdiagnostik sind präoperativ Bestimmungen des Säure-Basen-Status der Serum-Calciumkonzentration (gesamter und ionisierter Anteil), der Parathormonkonzentration und immunologische Untersuchungen angezeigt.

Gegebenenfalls sollte vor Narkosebeginn der Serum-Calciumspiegel durch Calciumgluconat-/Vitamin D-Gaben stabilisiert werden [2]. Aus den genannten Anomalien resultieren u. U. [3, 5]:

- Hypocalcämien (mit einer Überempfindlichkeit der motorischen Endplatten für nicht-depolarisierende Muskelrelaxantien, hypocalcämische Krämpfe, Herzfunktionsstörungen)
- eine erhöhte Infektanfälligkeit (z. B. die Entstehung einer postoperativen Sepsis durch Störung der thymusabhängigen zellulären Immunität).

Wegen des latenten Calciummangels sollten eine Hyperventilation und die Transfusion von Zitratblutkonserven vermieden werden.

Bei anderen Blutpräparationen kann eine Röntgenvorbestrahlung zur Leukozytenzerstörung (geringere Gefahr einer möglichen Graft-versus-host-Reaktion) erwogen werden.

Aus einem Fallbericht ist zu entnehmen, daß die Intubation wegen einer Mandibulaverkürzung nur erschwert gelang [2]. Bei normalwertiger Serumcalcium-Konzentration und nach Atropin-haltiger Prämedikation wurde eine Halothan-Anästhesie durchgeführt. Ein deutlicher Blutdruckabfall zwang zum Absetzen von Halothan und zur Weiterführung der Narkose mit Fentanyl. Gegen Operationsende kam es bei normalen Blutdruckwerten zu einer Tachykardie mit Frequenzen um 220/min. Das ionisierte Serumcalcium war unter 1,0 mmol/l gefallen. Nach Gabe von 20 mg Calciumchlorid i.v. (nur geringer Anstieg der Serum-Calciumkonzentration) fiel die Herzfrequenz auf Werte um 170/min ab, der weitere Narkoseverlauf war komplikationsfrei.

Literatur

1. Conley ME, Beckwith JB, Mancer KFK, Tenkoff L (1979) The spectrum of the DiGeorge syndrome. J Pediatr 94: 883
2. Flasburg MH, Dunbar BS, August G, Watson D (1983) Anesthesia for Surgery in an Infant with DiGeorge Syndrome. Anesthesiology 58: 479
3. Jones A, Belton DA (1976) An index of syndromes and their anesthetic implications. Can Anaesth Soc J 23: 207
4. Kretschmer R, Say B, Brown D, Rosen FS (1968) Congenital aplasia of the thymus gland (DiGeorge's syndrome). N Engl J Med 279: 1295
5. Smith DW (1982) Recognizable patterns of human malformation. 3rd edition; in: Major pro-

blems in clinical pediatrics. WB Saunders, Philadelphia London Toronto, p 470

siehe unter: Progeria-Syndrome

Krankheitsbild

In einer Häufigkeit von 1:660/Neugeborenen kommt es durch eine fehlerhafte Chromosomenverteilung zu einer Trisomie 21 (94% vollständige Trisomien!). Als Leitsymptome gelten [3, 5, 8, 9]:

- Minderwuchs mit charakteristischem Erscheinungsbild (flaches Gesicht mit mongoloider Lidachsenstellung, Epikanthus, Iris- und Linsenhypoplasien, tiefliegender Nasenwurzel, Dysodontie, Makroglossie). Zahlreiche Auffälligkeiten der Ohren, der Haut und der Hautanhangsgebilde wurden beschrieben.
- geistige Retardierung
- muskuläre Hypotonie
- Herzvitien (liegen bei etwa 40% der Patienten meist als Ostium primum-Defekte, AV-Kanal, Fallot'sche Tetralogie vor).
- Fehlbildungen des Magen-Darm-Kanals (ösophago-tracheale Fistel- und Spaltbildungen, Pankreas anulare, Duodenal- und Analatresien).

Eine Disposition zur akuten Leukämie scheint zu bestehen [8, 9].

Donohue Syndrom

Down Syndrom (Trisomie 21)

Klinik und anästhesiologische Besonderheiten

In vielfacher Hinsicht sind Neugeborene mit Down-Syndrom wie unreife Frühgeborene einzustufen und zu betreuen [3, 4, 7, 8, 9];

- Trinkschwächen (zentral oder peripher muskulär bedingt, bedürfen der Überbrückung mittels einer parenteralen oder sondierten Ernährung)
- Neigung zu Neugeborenenkrämpfen (Ursachen: ZNS-Unreifen durch mangelhafte Myelinisierung, Unreifen zentraler Hemmechanismen, Senkung der Krampfschwelle durch einen hohen Grundumsatz)
- erhöhte Gefahr der Auskühlung (durch: Muskelhypotonie, große Zunge, große Körperoberfläche, gehäuftes Vorkommen von Hypothyreosen). Daher oft Pflege im Inkubator bzw. Thermobett mit Temperatur-Monitoring notwendig!
- Hypoglykämie-Neigung (Blutzucker-Verlaufskontrollen!)
- Prophylaxe einer retrolentalen Fibroplasie
- häufig IgM-Mangel (Neigung zu bakteriellen Infekten)
- erhöhte renale Na-Verluste durch tubuläre Unreife möglich.

Bei Trisomie 21-Patienten mit Herzvitium kann die Neugeborenenperiode durch eine Polyglobulie und ein sogen. Hyperviskositäts-Syndrom mit:

- verlängerter Kreislaufzeit
- peripheren Stasen
- metabolischer Azidose

kompliziert werden. Diese Zusammenhänge sind besonders in perioperativen Situationen zu berücksichtigen, denn alle Faktoren, die zu einer zusätzlichen Konstriktion (Widerstandserhöhung) der pulmonalen Strombahn führen, sind dann besonders ungünstig (Hypoxie, Hyperkapnie, Hypothermie, Azidose würden einen vorbestehenden Links-Rechts-Shunts weiter vergrößern) [6].

Bei solchen Patienten ist bei operativen Maßnahmen eine prophylaktische Antibiotika-Gabe indiziert. Die Notwendigkeit von Atropin als Teil einer Prämedikation wird kontrovers beurteilt, da bei einzelnen Patienten extreme Tachykardien und schwere Tachyarrhythmien registriert wurden.

Auffallend ist bei Patienten mit Trisomie 21 auch die hohe Zahl schwerverlaufender Atemwegsinfekte. Dabei wirken offensichtlich eine muskuläre Hypotonie, Atemwegsanomalien (mit Tendenz zur bronchopulmonalen Sekretretention), eine ungenügende mucociliäre Bronchialclearance und eine allgemeine Abwehrschwäche zusammen [1, 5].

Indikation und Zeitpunkt für herzchirurgische Maßnahmen ergeben sich durch die Entwicklung einer progredienten Herzinsuffizienz und der Gefahr einer pulmonalen Hypertonie (44% der Morbus Down-Patienten mit Herzvitium sterben noch im Kleinkindesalter!) [2, 6].

Eine kardiochirurgische Studie zeigte, daß Morbus Down-Patienten eine deutlich erhöhte Incidenz an postoperativen pulmonalen Komplikationen boten (verlängerte Beatmungsdauern, eine erhöhte Frequenz an Atelektasen und das häufigere Auftreten von Lungenödemen). Als Hauptursachen werden strukturelle und funktionelle bronchopulmonale Besonderheiten gesehen. Die Bedeutung einer frühen postoperativen physiotherapeutischen Behandlung ist groß [1, 5, 6, 7].

Beim Vorliegen einer Duodenalstenose/-atresie besteht nicht selten eine hypochlorämische Alkalose und ein Flüssigkeitsmangel. Die allgemeine Neigung der Trisomie 21-Patienten zur Polycythämie und zu renalen Natriumverlusten wirkt sich unter diesen Bedingungen besonders nachteilig aus (parenterale Substitution!) [4].

Mit zunehmendem Alter wird die psycho-mentale Entwicklungsverzögerung der Morbus Down-Kinder immer deutlicher. Ihr zunächst mangelhafter Muskeltonus bessert sich dagegen kontinuierlich.

Von allen Autoren wird auf die erheblich reduzierte Lebenserwartung der Morbus Down-Patienten hingewiesen.

Wesentlich geringer sind die Symptome bei Patienten mit einer inkompletten Trisomie 21 (sogenanntes Mosaik) ausgeprägt.

Literatur

1. Cooney TP, Thurlbeck WM (1982) Pulmonary hypoplasia in Down's syndrome. N Engl J Med 307: 1170
2. Greenwood RD, Nadas AS (1976) The clinical course of cardiac disease in Down syndrome. Pediatrics 58: 893
3. Hall B (1966) Mongolism in newborn infants. Clin Pediatr 5: 4
4. Holzki J (1983) Das Down-Syndrom beim Neugeborenen mit Duodenalatresie. Weiterbildungsblätter der Anästhesie-Abt der Kinderklinik der Stadt Köln.

5. Kobel M, Creighton RE, Steward DJ (1982) Anesthetic considerations in Down's syndrome: experience with 100 patients an review of the literature. Can Anaesth Soc j 29: 593
6. Morray JP, Gillivray RM, Duker G (1986) Increased Perioperative Risk Following Repair of Congenital Heart Disease in Down's Syndrome. Anesthesiology 65: 221
7. Rowland TW, Nordstrom LG, Bean MS, Burkhardt H (1981) Chronic upper airway obstruction and pulmonary hypertension in Down's syndrome. Am J Dis Child 135, 1050
8. Smith DW, Wilson AC (1973) The Child with Down's Syndrome. WB Saunders, Philadelphia London Toronto
9. Smith DW (1982) Recognizable patterns of human malformation. 3rd edition, WB Saunders, Philadelphia London Toronto, p 10

Duchenne'sche Muskeldystrophie

siehe unter: kongenitale neuromuskuläre und muskuläre Erkrankungen

Dystrophia myotonica (Curshmann-Steinert Syndrom)

siehe unter: kongenitale neuromuskuläre und muskuläre Erkrankungen

Edwards Syndrom (Trisomie 18)

siehe unter: chromosomale Aberrationen

Ehlers-Danlos Syndrom

Krankheitsbild

Erbliche Bindegewebserkrankung mit pathologischen Kollagentexturen in nahezu allen Organen (Haut, Blutgefäßwände, innere Organe, Gelenke).

Als Leitsymptome gelten:

- eine dünne, hyperelastische Haut
- überstreckbare Gelenke
- rezidivierende Blutungen.

Nach dem Erbmodus, dem biochemischen Defekt und dem Phänotypus werden 8 verschiedene Unterformen unterschieden [1, 3, 6].

Klinik und anästhesiologische Besonderheiten

Durch die Grunderkrankung kommt es leicht zu einem vorzeitigen Blasensprung und zur Frühgeburt.

Weitere Zeichen eines pathologischen Bindegewebsaufbaus sind [1, 2, 7]:

Hautläsionen, Herniationen, variköse Venenveränderungen, kutane und gastrointestinale Blutungen sowie kardiovaskuläre Komplikationen (Mitralklappenprolaps, Aorteninsuffizienz, Aneurysmabildung und -ruptur).

Das Auftreten von Spontanpneumothoracis wurde berichtet.

Die Auswertung von anästhesiologischen Erfahrungsberichten ergibt folgende Empfehlungen/Erfahrungen [4, 5, 6]:

- präoperative Gerinnungsdiagnostik obligat

- Bereitstellung einer ausreichenden Anzahl von Blutkonserven
- antibiotische Prophylaxe bei kardialem Vitium
- keine regionalen Anästhesietechniken anwenden
- wegen der Gefahr schwerer Blutungen bedürfen arterielle und zentralvenöse Zugänge einer besonders strengen Indikation
- bei der Intubation, beim Legen von Magensonden und beim pharyngeal-trachealen Absaugen ist auf ein besonders gewebeschonendes Arbeiten zu achten
- prophylaktische Maßnahmen zur Vermeidung eines beatmungsbedingten intra- oder postoperativen Pneumothorax
- Vermeidung von hypertensiven Blutdruckwerten wegen des Risikos einer Ruptur okkulter Aneurysmen
- Vermeidung von plötzlichen intrathorakalen Druckerhöhungen (Hustenattacken und Unruhezustände mit Pressen durch ungenügende Sedierung während einer Beatmung, Extubationssituationen) wegen der Gefahr eines Pneumothorax oder einer Lungenblutung
- ein erhöhtes Risiko von Nachblutungen und/oder einer gestörten Wundheilung
- auch nach kleineren operativen Eingriffen (Maskennarkosen) ist eine postoperative Intensivüberwachung zu empfehlen.

Literatur

1. Beighton P, Price A, Lord J et al (1969) Variants of the Ehlers-Danlos syndrome. Am Rheum Dis 28: 228
2. Cabeen WR Jr, Reza MJ, Kovick RB et al (1977)

Mitral valve prolapse and conduction defects in Ehlers-Danlos syndrome. Arch Intern Med 137: 1227

3. Cavanaugh MJ, Cooper DM (1976) Chronic pulmonary disease in a child with Ehlers-Danlos syndrome. Acta Paediatr Scand 65: 679

4. Dolan P, Sisko F, Riley E (1980) Anesthetic consideration for Ehlers-Danlos syndrome. Anesthesiology 52: 266

5. Leier CV et al (1980) The spectrum of cardiac defects in Ehlers-Danlos syndrome, types I and III. Ann Intern Med 92: 171

6. McKusick VA (1972) Herritable Disorders of Connective Tissue. 4th edition; CV Mosby, St Louis, p 292

7. Smit J, Alberts C, Balk AG (1978) Pneumothorax in Ehlers-Danlos syndrome. Consequence or coincidence? Scand J Resp Dis 59: 239

Ellis-van Creveld Syndrom (Chondroektodermale Dysplasie)

siehe unter: Chondrodystrophien Osteo-Chondrodysplasie Syndrome

EMG-Syndrom (Exomphalus-Makroglossie-Gigantismus Syndrom)

siehe unter: Beckwith-Wiedemann Syndrom

Krankheitsbild

Eine geringe Haut- oder/und Schleimhaut-
traumatisierung kann bei diesen Patienten
zu einer massiven Blasenbildung mit Entzündungen, Vernarbungen bzw. Nekrosen führen (Sepsisgefahr!). Auf die Symptome einer
begleitenden Porphyrie ist zu achten [4].

Klinik und anästhesiologische Besonderheiten:

Die Patienten sind präoperativ häufig in einem sehr reduzierten Allgemeinzustand:
Hypovolämie, Elektrolytstörungen, Anämie
und Sepsis drohen! In akuten Phasen kann
bei sehr schweren Verläufen auch ein passa-
gerer, perioperativer Einsatz von Steroiden
sinnvoll sein (Beginn mit der Prämedikation!)
[3, 4].

Renale Funktionsstörungen (durch sekundäre Amyloidosen) und Gerinnungsstörungen wurden beschrieben [1, 5].

Eine orale Prämedikation ist obligat (empfehlenswert nach eigenen Erfahrungen: Mi-
dozalam). Bei schweren Verläufen (Befall
von Konjunktiven, Mund, Larynx, Bronchial-
system und Oesophagus) muß auf eine vorbestehende Kortikoidmedikation geachtet
werden (perioperative Dosissteigerung notwendig!).

Regional-Anästhesieverfahren sind kontraindiziert!

Auf eine Schonung der Haut- und
Schleimhautoberflächen, z.B. bei der Placie-
rung eines i.v.-Zugangs, bei der Einleitung
einer Maskennarkose (Maskendruck mini-
mieren) und einer Intubation ist zu achten.

Nach Möglichkeit sollten Anästhesiever-

Epidermolysis bullosa dystrophica

fahren ohne Intubation eingesetzt werden (als gasförmiges Anästhetikum der Wahl gilt Halothan; unter den i.v.-Narkotika wird Ketamin empfohlen) [1, 2, 4]. Bei einer dringend notwendigen Intubation sind folgende Aspekte zu berücksichtigen [2, 4]:

- durch vorbestehende pharyngeale Vernarbungen können schwierige Intubationsbedingungen vorliegen
- wegen der Neigung zu druckbedingten subglottischen Schwellungen und Stenosen sind kleine, atraumatisch zu plazierende Endotrachealtuben zu verwenden. Ähnliche Überlegungen sind bei der Größenwahl von Magensonden und Blasenkathetern erforderlich!

Zahlreiche, jedoch recht unterschiedliche Angaben finden sich über Nebenwirkungen von Barbituraten, nicht-depolarisierenden Muskelrelaxantien und Porphyrie-induzierenden Medikamenten [1, 2, 5].

Literatur

1. Hamann RA, Cohen PJ (1971) Anaesthetic Management of a Patient with Epidermolysis Bullosa Dystrophica. Anesthesiology 34: 389
2. James I, Wark H (1982) Airway management during anesthesia in patients with epidermolysis bullosa. Anesthesiology 56: 323
3. Pratilas V, Biezunski A (1975) Epidermolysis bullosa manifested and treated during anesthesia. Anesthesiology 43: 581
4. Reddy ARR, Wong DHW (1972) Epiodermolysis bullosa: a review of anaesthetic problems and care reports. Canad Anaesth Soc J 19: 536
5. Young DA, Hardwick PB (1968) Anaesthesia for Epidermolysis Bullosa Dystrophica. Anaesthesia 23: 264

Krankheitsbild

Als Folgen sehr unterschiedlicher Schädigungen: z.B. peripartale Asphyxie, Geburtstrauma, Tumor, Unfallfolge, Meningitis, Enzephalitis kommt es zu Störungen zentraler und peripherer Nervenzellen [1]. Bekannt ist, daß Progredienz und Prognosen auch innerhalb der einzelnen Erkrankungsgruppen sehr unterschiedlich sind.

Klinik und anästhesiologische Besonderheiten

Zur Präzisierung der anästhesiologischen Vordiagnostik sind folgende Daten zu erfragen:

- Vorgeschichte (insbesondere Anfallsursache, -typ, -häufigkeit und -verlauf)
- vorbestehende Medikationen
- zusätzliche Behinderungen (wie: geistige Retardierungen, Sprachdefekte, Störungen der sensorischen Funktionen)
- Begleitkrankheiten (akute Infekte!)

Bei Kenntnis dieser Befunde werden eventuell eine EEG-Kontrolle, endokrinologische Zusatzuntersuchungen, spezielle Blutbildparameter, Leber- und Nierenfunktionswerte sowie Spiegelbestimmungen von Antiepileptica notwendig.

Erst die Synopsis der Einzelbefunde ermöglicht die Festlegung des individuell günstigsten Prämedikations- und Anästhesieverfahrens. Handelt es sich um Patienten mit zentralen oder peripheren Lähmungen (spastische, choreoathetotische und ataktische Formen) ergeben sich zusätzlich die folgenden anästhesierelevanten Erfahrungen [2, 3, 4]:

- Intubationsprobleme und Lagerungsschäden (bei instabiler Halswirbelsäule) möglich
- ein erhöhtes Aspirationsrisiko
- Hyperkaliämien bei der Anwendung von depolarisierenden Muskelrelaxantien
- pulmonale und kardiovaskuläre Funktionseinschränkungen
- eine epileptische Dauermedikation sollte perioperativ weitergeführt werden
- zu beachten ist ein schneller Abbau zahlreicher Anästhetika (sogenannte „Thiopentaltoleranz", d.h. barbituratbedingte Enzyminduktion) und eine postoperativ erhöhte Phenytointoxizität
- zu vermeiden sind alle Medikamente und Bedingungen, die zu einer erhöhten ZNS-Aktivität führen können (Methohexital, Ketamin, Propanidid, Enflurane; und Noxen wie bzw. Hypoxie, Hyperventilation).

Besonders in der postoperativen Periode muß auf einen ausreichenden antikonvulsiven Schutz geachtet werden [1].

Literatur

1. Kenny E (1964) General anaesthesia in the mentally retarded child. Med J Australia 2: 363
2. Rocco AG, Vandam LD (1959) Problems in anaesthesia for paraplegics. Anesthesiology 20: 348
3. Stone WA, Beach TP, Hamelberg W (1970) Succinylcholin-danger for spinal cord injured patients. Anesthesiology 32: 168
4. Smith RB (1971) Hyperkalaemia following succinylcholine administration in neurological disorders. Canad Anaesth Soc J 18: 199

siehe unter: Riley-Day Syndrom

**Familiäre
Dysautonomie**

Krankheitsbild

**Fanconi-de Toni-
Syndrom**

Idiopathisch oder sekundär vorkommendes
Osteo-Nephropathie Syndrom (Aminodiabetes) [1].

Klinik und anästhesiologische Besonderheiten

Zwergwüchsig-dystrophe, hypotone Patienten mit den röntgenologischen Zeichen einer Rachitis bzw. Osteomalazie und der Symptomentrias:

- Glucosurie
- Aminoazidurie
- Hypophosphatämie.

Durch rezidivierendes Erbrechen und Malabsorption ergibt sich eine nutritive Mangelsituation mit den narkoserelevanten Befunden:

- chronische Azidose
- Hypokaliämie
- chronische abakterielle Nephritis (in Stadien bis zur Urämie fortschreitend).

Bei den sekundären Formen sind die Befunde der Grunderkrankung zu beachten. Bei einer primären Zystinose sind dies z.B. Epistaxis, eine portale Hypertension, Ösophagusvarizen, Hypothyreoditismus und ein Diabetes mellitus. In fortgeschrittenen Erkrankungsphasen ist mit einer kardialen Mitbeteiligung bzw. sekundären Schädigung zu rechnen.

Literatur

1. Halperin BD, Feeley TW (1984) The effect of anesthesia and surgery on renal function. Int Anesthesiol Clin 22: 157
2. Morris RC (1968) The clinical spectrum of Fanconi's syndrome. Calif Med 108: 225
3. Schulman JD, Schneider JA (1976) Cystinosis and the Fanconi syndrome. Pediatr Clin North Am 23: 779

Fanconi-(Panzytopenie-) Syndrom

Krankheitsbild

Autosomal-rezessives Erbleiden mit einer pathologischen Chromosomenfragilität und den Leitsymptomen:

- Panzytopenie (makrozytäre hyperchrome Anämie, Granulozytopenie, Thrombozytopenie)
- Hyperpigmentation der Haut
- radialseitige Hypoplasie der Arme (Handskelettanomalien)

Als Begleitmißbildungen gelten: Augen- und Ohranomalien, Herzfehler, Fehlbildungen des Urogenitalsystems.

Die Patienten haben ein erhöhtes Leukämie-Risiko.

Klinik und anästhesiologische Besonderheiten

Minder- bis kleinwüchsige, mikrocephale und asthenische Patienten mit mentaler Retardierung und den Zeichen einer verzögerten Skelettreifung.

Zunächst fallen die Kinder durch rezidivierende Atemwegsinfekte und eine vermehrte Blutungsneigung auf. Die beschriebenen hämatologischen Veränderungen treten nicht selten erst im Kleinkindesalter hervor.

Bei den präoperativen Untersuchungen sollte auf Blutbildveränderungen, Gerinnungsstatus, Flüssigkeitsdefizienzen, Säure-Basen-Imbalanzen und Zeichen von Nierenfunktionsstörungen geachtet werden.

Berichte über anästhesievermittelte Komplikationen liegen nicht vor.

Literatur

1. Morris RC Jr (1969) Renal tubular acidosis: mechanismus, calcifications und implications
2. Taybi H (1982) Radiologie der Syndrome; p 90
3. Smith DW (1982) Recognizable patterns of human malformation. 3rd edition, WB Saunders, Philadelphia London Toronto, p 234

Krankheitsbild

Fetales Alkoholsyndrom

Mütterlicher Alkoholismus während der Schwangerschaft führt zu:

- intrauteriner Mangelentwicklung
- Frühgeburtlichkeit

- charakteristischen Stigmata (Mikrocephalus, schmales Nasenfiltrum und Lippenrot, flaches Gesicht, Kieferhypoplasie)
- Organfehlbildungen (häufig: ZNS-Schädigungen, LKG-Spalten, Herzseptierungsdefekte, Nierenfehlbildungen; gelegentlich: Ohrenanomalien, Hydrocephalus, Meningomyelocele, Gelenk- und Wirbelsäulenanomalien) [1].

Regional sehr unterschiedliche Häufigkeiten (1:500 bis 1:10000/Geburten).

Klinik und anästhesiologische Besonderheiten

Dystrophie und mentale Entwicklungsdefizienzen, Trinkschwäche und Neigung zu Aspirationen durch eine pharyngeale Reflexinsuffizienz.

Statomotorische Entwicklungsverzögerung und bleibende Auffälligkeiten kommen vor (Hyperexzitabilität, Hyperaktivität, Koordinationsstörungen).

Sehr häufig inguinale Herniationen (Inkarzerationen!) [1].

Möglicherweise erschwerte Intubation, kardiozirkulatorische Insuffizienzen bei Herzvitium (perioperative Antibiotika-Prophylaxe!) [2].

Literatur

1. Clarren SK, Smith DW (1978) The fetal alcohol syndrome; a review of the world literature. N Engl J Med 298: 1063
2. Finucaine BT (1980) Difficult intubation associated with the fetal alcohol syndrome. Can Anaesth Soc J 27: 574

Fettstoffwechsel-Störungen

Die angeborenen Störungen des Fett- bzw. Lipidstoffwechsels lassen sich vereinfachend in:

- Erkrankungen mit intrazellulärer Anhäufung von Lipiden und
- Erkrankungen mit Hyperlipidämie

einteilen [1].

Zur ersten Gruppe zählen die sehr seltenen, hauptsächlich das Gehirn befallenden Lipoidosen (Gangliosidosen) wie die

- Tay-Sachs-Krankheit
- Niemann-Pick-Krankheit
- die Leukodystrophien und der
- Morbus Gaucher (siehe S.94 u. 151).

Im folgenden soll auf die Gruppe der hyperlipämischen Erkrankungen eingegangen werden: Familiäre und sekundäre Hyperlipoproteinämien, Hypo- und Alipoproteinämien (Morbus Tangier und Bassen-Kornzweig Syndrom)

Krankheitsbilder

Durch Defekte in:

- Resorption
- Synthese
- Transport
- und dem Abbau

von Fettsäure-, Triglycerid-, Cholesterin-, Cholinesterinester-, Phospholipid- und Lipoproteinmolekülen kommt es zu vielfältigen Störungen des Fettstoffwechsels.

Für den Transport zwischen den Organen

werden die wasserunlöslichen Lipide zu Fett-Eiweiß-Aggregaten (wasserlösliche Lipoproteine) umgewandelt.

Zur Diagnostik der verschiedenen Störungen und ihrer Zuordnung zu einzelnen Krankheitsbildern ist die Erhebung eines Lipidstatus (Triglycerid- und Cholesterinspiegel im Serum) und u.U. die Bestimmung der Lipoproteinfraktionen notwendig.

Zu unterscheiden sind die [3]:

- familiäre Hyperlipidämie (Hyperlipoproteinämie Typ I). Seltener, autosomal-rezessiver Defekt im Lipoproteinlipase-System von Muskulatur und Fettgewebe (Fredricksen Typ I und Typ V).
- familiäre Hypercholesterinämie (Hyperlipoproteinämie Typ II a und Typ II b).
  Defekt am „low density-lipoprotein"-Rezeptor der Zellen. Es kommt in der Folge zu einem extrazellulären LDL-Aufstau und einer ungehemmten intrazellulären Cholesterinsynthese.
- familiäre Hypertriglycerinämie mit vermindertem Abbau oder einer Überproduktion von „very low density-lipoproteins", sowie einer Verminderung der „high density-lipoproteins" (Schutzfaktor vor frühzeitiger Arteriosklerose)
- sekundäre Hyperlipoproteinämien bedingt durch Erkrankungen (Schilddrüse, Leber, Bauchspeicheldrüse, Nieren), Fehlernährung und Medikamente
- Analpa (Morbus Tangier)- oder Abetalipoproteinämie (Bassen-Kornzweig-Syndrom) durch Enzymdefekte des Apolipoproteins AI bzw. Fehlen von Apo-LDL in Mukosa- und Leberzellen.

Klinik und anästhesiologische Besonderheiten

Patienten mit den o.gen. Erkrankungen fallen durch:

- Symptome eines Malabsorptions-Syndroms
- zentralnervöse Ausfälle
- Augen-, Leber-, Gefäßschädigungen und sonstige Symptome von degenerativen Organveränderungen auf.

Die Prognose kann sich bei einer zu kohlehydratreichen Kost durch einen zusätzlichen Diabetes mellitus oder eine Hyperurikämie verschlechtern.

Bei der präoperativen Untersuchung sollten folgende Aspekte berücksichtigt werden:

es handelt sich um schwere Gedeihstörungen mit Schwachsinn (progredienter Cerebralabbau), Retinitis pigmentosa und Korneatrübung, vielfältigen neurologischen Auffälligkeiten (Myoklonien, Hyperreflexie, Ophistotonus), Hepatomegalie, Nierenveränderungen, Zeichen der vorzeitigen Arteriosklerose, Haut- und Blutbildveränderungen.

Rezidivierende Durchfälle können zu schweren Flüssigkeits- und Elektrolytverlusten führen.

Diese Zusammenhänge sind bei der Festlegung einer präoperativen Infusionstherapie, bei der Wahl des Prämedikations- und Narkoseverfahrens zu beachten. Neben der präoperativen Basisdiagnostik sollten ein EKG-, Leber- und Nierenfunktionswerte vorliegen.

Beim Morbus Tangier werden übergroße,

infiltrierte Tonsillen (Möglichkeit einer Atemwegsobstruktion bei Beatmung mit Maske!), eine Anämie und/oder eine Thrombozytopenien (Hypersplenismus!) gefunden. Offenbar sind einzelne der Patienten gegenüber Muskelrelaxantien besonders empfindlich [2].

Bedrohliche Herzfunktionsstörungen sind beim Vorliegen einer frühzeitigen Koronarsklerose möglich [2].

Literatur

1. Böhm N (1982) Kinderpathologie. FK Schattauer, Stuttgart New York, S 76
2. Fredrickson DS (1977) in: Thorn GW, Adams RD, Braunwald E, Isselbacher KJ, Petersdorf RG (eds) Harrison's Principles of Internal Medicine. McGraw-Hill, New York, p 670
3. Niessen KH (1987) Pädiatrie. Edition Medizin, VCH-Verlagsgesellschaft, Weinheim, S 193

Franceschetti-Klein Syndrom

siehe unter: Treacher-Collins Syndrom (mandibulofaciale Dysostose)

Fraser Syndrom

siehe unter: Blepharophimosis Syndrom

Galaktosämie

Krankheitsbild

Durch einen autosomal-rezessiv vererbten Defekt der Galaktose-1-phosphat-uridyltransferase (Häufigkeit: $1:35\,000$/Geburten) kommt es zu einer Galaktose-1-phosphat

Kumulation mit toxischen Gehirn-, Leber-, Nieren- und Darmschädigungen.

Der Enzymdefekt ist im Erythrozyten nachweisbar; der Guthrie-Test erfaßt die Krankheit nur unter Milchernährung!

Bei der Trias:

- Hypoglykämie
- Hepatomegalie mit Ikterus
- Hyperaminoacidurie

ist stets an die drei Stoffwechselkrankheiten:

- Galaktosämie
- Tyrosinämie
- Fruktoseintoleranz

zu denken [2].

Klinik und anästhesiologische Besonderheiten

Wenige Tage nach Milchfütterung kommt es meist zu akuten gastro-intestinalen Symptomen, progredienten Leberfunktionsstörungen, einer Hepatosplenomegalie, sowie renal-tubulären Schädigungszeichen [2].

Eine rechtzeitig begonnene, galaktosefreie Diät limitiert die Erkrankungsfolgen.

Im anästhesiologischen Bereich ergeben sich Konsequenzen aus dem häufigen Vorkommen einer Katarakt und einer meist schweren Leberinsuffizienz (Zirrhose mit Tendenz zur raschen Dekompensation) [1].

Literatur

1. Brown BB, Watson PD, Taussig LM (1975) Congenital metabolic diseases of pediatric patients: anesthetic implications. Anesthesiology 43: 197
2. Niessen KH (1987) Pädiatrie. VCH-Verlagsgesellschaft, Weinheim, S 190

Gangliosidosen

Krankheitsbilder

Durch lysosomale Enzymdefekte des Lipidstoffwechsels kommt es zur Speicherung von pathologischen Lipidmolekülen in den Ganglienzellen [3].

Verwandte Krankheitsbilder sind unter dem Begriff Leukodystrophien (Störungen des neuronalen Myelinstoffwechsels) zusammengefaßt worden (Häufigkeitsangaben zwischen 1:30000 bis 1:85000).

Klinik und anästhesiologische Besonderheiten

Eine Diagnosestellung ist präpartal (Amnionzellen), postpartal (Zellkulturen mit Leukozyten oder Fibroblasten zum Nachweis des Enzymdefekts) und durch den Sphingolipoid-Nachweis im Urin möglich.

Das Nervensystem wird sehr unterschiedlich, je nach dem Vorkommen der einzelnen Lipidmoleküle betroffen. Entsprechend vielfältig sind die Symptome der verschiedenen infantilen, juvenilen oder adulten Verlaufsformen [3, 4].

Zur präoperativen Risikoabschätzung sind die Familien- und Entwicklungsanamne-

se sehr hilfreich. Oft existieren Vorbefunde
zu den Leitsymptomen [1, 3].

– schwere psychomentale Entwicklungsverzögerung (u.U. Hydrocephalus)
– Krampfleiden
– Sehverlust bis Amaurose
– skeletäre Anomalien.

Zu achten ist auf:

- pharyngeale Reflexanomalien (häufige
  Aspirationen, Notwendigkeit der Sondenernährung) und
- den kardiopulmonalen Status (kardiologische Abklärung, Rö-Thorax und gegebenenfalls Lungenfunktionsprüfungen).

Wie bei anderen Patienten mit peripheren
Neuropathien sollte Succinylcholin auch bei
Gangliosidose-Patienten vermieden werden
[1, 2].

Literatur

1. Brown BB, Watson PD, Taussig LM (1975) Congenital metabolic diseases of pediatric patients: anesthetic implications. Anesthesiology
   43: 197
2. Jones AEP, Pelton DA (1976) An index of syndromes and their anaesthetic implications. Can
   Anaesth Soc J 23: 206
3. Niessen KH (1987) Pädiatrie. VCH-Verlagsgesellschaft, Weinheim, S 254
4. Steward DJ (1985) Manual of Pediatric Anesthesia. 2nd edition Churchill Livingstone, New
   York Edinburgh London, p 304

Gardner Syndrom

Krankheitsbild

Vermutlich autosomal-dominant vererbliche Hamartose mit multiplen Polypen im gesamten Intestinaltrakt.

Zusätzlich finden sich vielfältige Zahn-, Haut- und Knochenanomalien [1, 2, 3].

Klinik und anästhesiologische Besonderheiten

Gravierende Symptome oft erst im Kleinkindesalter durch chronische Diarrhöen und/oder Blutungen aus Darmpolypen. Akute, letale Verläufe sind bekannt.

Nicht selten sind ausgedehnte Darmresektionen zur Vermeidung einer Dystrophie notwendig [2].

Präoperativ Blutbild-, Flüssigkeits-, Elektrolyt- und Säure-Basen-Imbalanzen erfassen und ausgleichen. Intubationsprobleme und -verletzungen durch Kiefer- und Zahnfehlbildungen möglich.

Schwere Wirbelsäulenanomalien kommen vor. Sie sollten bei einer maschinellen Beatmung (Atelektasenbildungen, vermehrt Pneumonien) und der postoperativen Physiotherapie berücksichtigt werden [3].

Nach Lapratomien und Darmoperationen kommt es häufig zu Ileuszuständen durch mesenteriale Fibromatosen und Verwachsungsbriden [2]. Vor operativen Maßnahmen sind die meist massiven Flüssigkeits- und Elektrolytstörungen auszugleichen.

Literatur

1. Leichtling JJ (1971) Gardner's syndrome. Mt Sinai J Med NY 38: 311
2. Jones EL et al. (1966) Gardner's syndrome: Review of the literature and report on a family. Arch Surg 92: 287
3. Stauch GW et al. (1973) Das Gardner-Syndrom. Fortschr Röntgenstr 118: 603

Krankheitsbilder

Durch autosomal-rezessiv vererbte Enzymdefekte kommt es zu Störungen in den Bereichen:

- Glykogensynthese
- Glykogenabbau
- Glykogenutilisation.

Alle Glykogenosen sind dadurch gekennzeichnet, daß vermehrt normal oder pathologisch strukturierte Glykogenmoleküle in der Leber, den Herz- und/oder Skelettmuskeln, den Nieren und/oder dem Gehirn abgelagert werden [6].

In Europa wird die Häufigkeit dieser Erkrankungen mit durchschnittlich 1:-100 000/Einwohner angegeben.

Da das Energiesubstrat Glukose in bestimmten Phasen nicht in genügender Menge aus Glykogen bereitgestellt werden kann, kommt es bei diesen Patienten leicht zu Hypoglykämien, Azidosen, Ketonämie mit Erbrechen und Krämpfen [2, 3].

Glykogen-Speicherkrankheiten
Glykogenose
Typ I   **(v. Gierke)**
Typ II   **(Pompe)**
Typ III **(Forbes-Cori)**
Typ IV **(Anderson)**
Typ V   **(McArdle)**
Typ VI **(Hers)**

Klinik und anästhesiologische Besonderheiten

Anästhesiologische Maßnahmen werden häufig für eine Leberbiopsie, eine Herniotomie oder gelegentlich auch für die Anlage eines portocavalen Shunts nötig [1].

Präoperativ müssen die Kinder gut hydriert werden. Sie sollten selbstverständlich normoglykämisch sein (ihr Glukosebedarf wird vorwiegend durch Glukoneogenese gedeckt).

Bei einem 6-jährigen Patienten (Typ VI nach der Cori-Klassifikation) kam es bereits nach einem 4-stündigen präoperativen Fasten zu einer ausgeprägten metabolischen Azidose! Unter Infusionstherapie (10%-ige Glukose-/Elektrolyt-Lösung) schnelle Korrektur der Azidose und Normalisierung der Blutzuckerwerte. Unauffälliger Anästhesieverlauf und Aufwachphase ohne Besonderheiten.

Da Glykogenose-Patienten meist einen erhöhten Lactat-Spiegel besitzen ist Ringerlaktat als Infusionslösung ungeeignet [2].

Bei den verschiedenen Erkrankungen stehen folgende Besonderheiten im Vordergrund [1, 2, 5, 7]:

Bei Patienten mit einer Erkrankung Cori-Klassifikation Typ I (v. Gierke) werden:
häufig schwere Hypoglykämien, Elektrolyt- und Säure-Basen-Störungen (Laktatazidosen) beobachtet. Auch Fanconi Syndrom-ähnliche Zustandsbilder (Aminoacidurie, Glukosurie und Phosphaturie) wurden beschrieben. Auf die Notwendigkeit einer kontinuierlichen perioperativen Glukose-Elektrolyt-Zufuhr und entsprechend engmaschige Laborkontrollen ist zu achten.

Koagulopathien kommen gehäuft vor. Durch eine Hepatomegalie und eine beidseitige renale Hyperplasie liegt meist ein hohes intraabdominelles Druckniveau vor (u.U. Zwerchfellhochstand mit erschwerter Atmung und Aspirationsgefahr bei Narkose-Einleitung).

Eine vermehrte Blutungsneigung (Koagulopathie und Thrombozytopathie!) ist bei diesen Patienten häufig [5].

Beim Typ II (Pompe):

bilden sich auffällige Glykogendepots in verschiedenen Muskelgruppen. Es finden sich eine Makroglossie, Symptome einer Kardiomyopathie und eine schwere generalisierte muskuläre Hypotonie. Ein präoperativer Rö-Thorax und EKG-Untersuchungen sind obligat. Mit Intubationsschwierigkeiten und kardio-zirkulatorischen Störungen (Herzinsuffizienz) muß gerechnet werden. Kein volatiles Anästhetikum ist kontraindiziert. Lang anhaltende neuromuskuläre Blockaden wurden berichtet (Relaxometrie-Monitoring!).

Beim Typ III (Forbes-Cori):

bestehen meist ähnliche Symptome wie in den beiden anderen Patientengruppen. Immer sollte auf die Zeichen einer Herz- oder Leberinsuffizienz, einer Hypoglykämie und einer Laktatazidose geachtet werden. Bei Aufrechterhaltung von relativ hohen Blutglukosespiegeln wurden normale Reaktionen auf verschiedene Anästhesieverfahren beobachtet.

Postoperativ ist eine extreme Muskelschwäche zu beobachten.

Patienten mit der McArdle'schen Erkrankung (Cori Typ V):

leiden unter muskulären Krämpfen. Bei der Anwendung von depolarisierenden Muskelrelaxantien droht eine Myoglobinurie (Niereninsuffizienz) und eine Hyperkaliämie (Differentialdiagnose zur malignen Hyperthermie!) [1, 3, 4].

Literatur

1. Coleman P (1984) McArdle's disease. Problems of anaesthetic management for caesarean section. Anaesthesia 39: 784
2. Cox JM (1968) Anesthesia and glycogen-storage disease. Anesthesiology 29: 1221
3. Edelstein G, Hirschman CA (1980) Hyperthermia and ketoacidosis during anesthesia in a child with glycogen-storage disease. Anesthesiology 32: 90
4. Grunfeld JP, Ganeval D, Chanard J et al (1972) Acute renal failure in McArdle's disease. N Engl J Med 286: 1237
5. Katz J, Steward D (1987) Anesthesia and uncommon pediatric diseases. WB Saunders, Philadelphia London Toronto, p 347
6. Stanbury JB, Wyngaarden JB, Fredrickson DS (1978) The Metabolic Basis of Inherited Disease. 4th edition. McGraw-Hill, New York, p 29
7. Steward DJ (1985) Manual of Pediatric Anesthesia. Appendix 1: Anesthetic implications of syndromes and unusual disorders. Churchill Livingstone, New York, p 289

Hereditäre hämorrhagische Telangiektasien

siehe unter: Morbus Osler

siehe unter: Cardiovasculäre Fehlbildungen

Herzfehler und Anomalien der herznahen Gefäße

Krankheitsbild

Es handelt sich um eine Störung im Harnstoffzyklus, wobei ein intramitochondrialer Ornithinmangel zu einer ungenügenden Entgiftung von Ammoniak führt.

Charakteristische Laborbefunde sind [1, 2]:

- Hyperammonämie
- Hyperornithämie
- Homocitrullinurie.

Die gravierendste Noxe ist dabei die Hyperammonämie mit den klinischen Leitsymptomen:

- Ernährungs- und Gedeihstörungen (rezidivierendes Erbrechen)
- Ataxie, Krämpfe und komatöse Zustandsbilder
- psychomotorische Retardierung
- Muskelhypotonie
- Hepatomegalie.

Klinik und anästhesiologische Besonderheiten

Im typischen Fall führen Verhaltensauffälligkeiten und schwere neurologische Störungen nach einer nutritiven Eiweißbelastung zur Diagnosestellung. Andere Auslöser sind Infekte, Immunisierungen und Traumata.

Das H-H-H-Syndrom Hyperammonämie-Syndrom

Präoperativ ist bei allen Krankheitsbildern mit (primärer oder sekundärer) Hyperammonämie zu bedenken, daß auch längere Fastenperioden zu einer endogenen Eiweißbelastung führen müssen (Hyperkatabolismus!) [2]. Als perioperativ wichtige Parameter gelten daher neben den Elektrolyt-, Blutzucker-, Säure-Basen- und Gerinnungswerten die Serum-Konzentrationen von Ammoniak, Harnstoff und Kreatinin [4].

Verschiedene Berichte liegen über anästhesiebedingte Störungen einzelner Leberfunktionen vor. Bei diesen Patienten sollten daher Opiat- bzw. Neuroleptanästhesie-Verfahren eingesetzt werden [3, 4].

Im Einzelfall können Regionalanästhesie-Verfahren (Ausschluß von Gerinnungsstörungen; kooperativer Patient!) eine wichtige Alternative sein.

Literatur

1. Bachmann C, Colombo JP (1982) Hyperammonämie: Ein Vorschlag für das diagnostische und therapeutische Vorgehen. Pädiatr Pädol 17: 141
2. Fell V, Pollit RJ, Sampson GA, Wright T (1974) Ornithinemia, hyperammonemia and homocitrullinuria. Amer J Dis Child 127: 752
3. König A, Schlebusch H, Stoeckel H, Garstka (1979) Das Leberenzymmuster nach „atraumatischen" operativen Eingriffen unter Halothan- und Neuroleptanästhesie. Prakt Anästh 14: 430
4. Michaelis G, Biscoping J, Hempelmann G (1986) Das H-H-H-Syndrom: eine seltene, auch anästhesiologisch relevante Erkrankung. Anästh Intensivther Notfallmed 21: 315

Homocystinurie

siehe unter: Zystinurie

Holt-Oram Syndrom (Kardio-digitales Syndrom)

Krankheitsbild

Erblicher Mißbildungskomplex mit Fehlbildungen

- des Herzens und der
- oberen Extremitäten.

Sehr häufig handelt es sich um einen Vorhofseptumdefekt und um Schulter-, Arm- bzw. Handdysplasien. Die unteren Extremitäten sind stets normal ausgebildet. Nicht selten liegt eine Linksseitenbetonung der Behinderungen vor [3].

Das Syndrom wird autosomal-dominant vererbt, chromosomale Aberrationen liegen nicht vor [1, 4]. Bei weiblichen Patienten sind die Stigmata meist besonders deutlich ausgeprägt.

Als Begleitanomalien können auftreten [1, 2]: Gesichtshamartome, Gaumendefekte, Gefäßhypoplasien.

Klinik und anästhesiologische Besonderheiten

Zahlreiche HOS-Patienten (nicht selten auch solche mit normaler Herzanatomie) zeigen kardiale Arrhythmien. Berichtet wurden Sinusbradykardien, ektope supraventrikuläre Rhythmen und AV-Überleitungsstörungen. Häufig handelt es sich dabei um Patienten mit Kardiomyopathien (Endomyocardfibrosen) und einem erhöhten Anästhesierisiko [2, 4].

Intra- und/oder frühzeitig postoperative Probleme sind besonders bei Patienten mit hypoplastischen Lungen- und Koronargefäßen zu erwarten.

Eine perioperative Antibiotikagabe ist bei allen Eingriffen mit möglicher Bakteriämie zu erwägen.

Literatur

1. Capek-Schachner E, Schwarzbach E (1979) Holt-Oram-Syndrom. Pädiat prax 21: 607
2. Mitsuoka H, Chughtai S, Cutarelli R, Beg RA, Naraghipour J, Kay EB (1975) Holt-Oram syndrome. J Pediatr 95: 538
3. Silver W et al (1972) The Holt-Oram-Syndrom with previously undescribed associated anomalies. Amer J Dis Child 124: 911
4. Smith AT, Sack GH, Taylor GJ (1979) Holt-Oram syndrome. J Pediatr 95: 538

Hunter Syndrom　　　siehe unter: Mucopolysaccharidosen

Hurler Syndrom　　　siehe unter: Mucopolysaccharidosen

Hutchinson-Gilford Syndrom　　　siehe unter: Progeria-Syndrome

Hyper- und Hypolipoproteinämien　　　siehe unter: Fettstoffwechselstörungen

Krankheitsbild

Durch metabolisch-endokrinologische Störungen in der Schwangerschaft oder durch eine plazentare Hypertransfusion kann es bei Neugeborenen zu einem erhöhten Hämatokritwert kommen (venös: Hkt-Wert über 65%, Hb-Konz. über 22 g%).

Die gesteigerte Blutviskosität verursacht dann in zahlreichen Kapillargebieten ungünstige Strömungsverhältnisse [1].

Pulmonale und periphere Gasaustauschstörungen und die Bildung von Mikroemboli sind mögliche Folgen.

Klinik und anästhesiologische Besonderheiten

Charakteristisch sind:

- ein transitorisches Atemnotsyndrom (Tachypnoe, Hypoxämie, Zyanose, Azidose)
- kardiale Funktionsstörungen (Herzinsuffizienz)
- metabolische Störungen (Hyperbilirubinämie, Hypoglykämien, Hypocalcämien).

In besonders schweren Fällen kann es auch zu Krämpfen und einer Oligurie (cerebrale und renale Perfusionsstörungen) kommen [1, 2]. Manchmal kommt es aber auch innerhalb von wenigen Tagen zur Befundnormalisierung.

Vor anästhesiologischen Maßnahmen ist es wichtig den venösen Hämatokrit auf etwa 60% zu senken. Durch eine gesteigerte Flüssigkeitszufuhr allein lassen sich weder die Symptome noch die Blutviskosität anhaltend bessern! Ähnlich wie bei schweren Polycythämie-Verläufen bei Erwachsenen muß daher häufig ein Teilaustausch mit Humanalbumin erfolgen. Es gilt für das Austauschvolumen die Gleichung:

$$\text{Austauschvol.} = \frac{\text{Blutvolumen} \times (\text{akt. Hkt-soll Hkt})}{\text{akt. Hkt}}$$

Auf die bestmögliche Korrektur der erwähnten sekundären metabolischen Störungen ist zu achten [3]!

Literatur

1. Gross GP, Hathaway WE, McGaughey HR (1973) Hyperviskosity in the newborn. J Pediatr 82: 1004
2. Kontras SB (1972) Polycythemia and hyperviskosity syndromes in infants and children. Pediatr Clin North Am 19: 919
3. Wille L, Obladen M (1981) Neonatal Intensive Care. Springer, Berlin Heidelberg New York, p 217

Hypoglossia – Hypodactylie Syndrome

siehe unter: Möbius Syndrom

Idiopathisches Atemnotsyndrom des Neugeborenen

siehe unter: Neonatale Atemnotsyndrome

Krankheitsbegriffe

Eine für klinische Begriffe hilfreiche Systematisierung der zahlreichen Immunmangelzustände ist durch Unterteilung in:

- Immundefektsyndrome
- Syndrome mit Immundefizienzen

möglich [2, 3].

Als Immundefektsyndrome im engeren Sinne sind nur solche Erkrankungen zu verstehen, deren Symptomatik allein aus der jeweiligen Abwehrstörung resultiert (vgl. Tab. 1).

Entsprechend einer WHO-Empfehlung werden die Immundefektsyndrome nach der zugrundeliegenden Störung als

- humorale (B-Zellsystem-bedingte) Immundefizienzen mit Beteiligung einzelner oder aller Immunglobulin-Klassen (IgG, IgM, IgA oder aller)
- zelluläre (T-Zellsystem betroffen)
- kombinierte Formen

klassifiziert [1, 5].

Krankheitsbilder mit Immunopathien als Teilsymptom innerhalb eines komplexen Krankheitsgeschehens sind selten.

Klinik und anästhesiologische Besonderheiten

Mit den Begriffen Immundefizienz bzw. -defekt wird eine erhöhte Infektanfälligkeit (mangelhafte Infektabwehr und -bewältigung) beschrieben.

Patienten mit einer kongenital gestörten

Immundefekt-syndrome

Immunantwort erkranken bereits im Säuglingsalter (u.a. Otitiden, Pneumonien, Septikämien und schwere Dermatitiden). Dagegen werden Kinder mit den erworbenen Formen der Immundefizienz in der Regel erst später symptomatisch [4, 5]:

a) Immundefektsyndrome:
- C 1-Esterase-Inhibitor Mangel
- Hypo- und Agammaglobulinämien
- schwere kombinierte Immundefizienzen
- selektiver IgA-Mangel

b) Syndrome mit Immundefizienz:
- Ataxia telangiectasia (Louis-Bar Syndrom)
- Bloom Syndrom
- Chediak Higashi-Syndrom
- DiGeorge-Syndrome
- Down Syndrome
- Menkes Syndrom
- Schwachman Syndrom
- Wiedemann-Beckwith Syndrom
- Wiskott-Aldrich Syndrom
- Xeroderma pigmentosa

Nach dem 6. Monat kommt es bei B-Zelldefekten zu gehäuften bakteriellen Infektionen [2]. Wichtig ist es, transitorische Störungen von bleibenden Synthesestörungen einzelner Immunglobulin-Klassen bzw. Subklassen zu unterscheiden.

Bei reinen T-Zelldefekten kann es bereits in der frühen Säuglingsperiode zu generalisierten Pilz- und Virusinfektionen kommen.

Die am schwersten verlaufenden Erkrankungen sind die kombinierten Immundefektsyndrome (immunkompetente B- und T-Zellen fehlen) [2, 3]. Das klinische Bild ist meist eine Candidosis: mukocutane, pulmonale, gastrointestinale und generalisierte Verläufe kommen vor.

Selbst der Einsatz von Antibiotika, Antimykotika, Immunglobulinen und die Transplantation von kompatiblen immunkompetenten Zellgeweben führte zu keinen bleibenden Erfolgen. Häufig enden die Erkrankungen bereits im Säuglings- oder Kleinkindesalter letal.

Bei operativen Maßnahmen können die folgenden Hinweise anästhesiologisch hilfreich sein [1, 3]:

- häufig Anämie und Thrombozytopenie (bestrahlte Blutpräparationen werden wegen der verminderten Gefahr einer „graft-versus-host" Reaktion bevorzugt).
- präoperativ ist auf Flüssigkeits-Elektrolyt- und Eiweißmangelzustände (u.a. durch chronische Diarrhoen möglich) zu achten
- grenzwertige bzw. erhöhte Retentionswerte und eine eingeschränkte Nierenfunktion wurde gehäuft beachtet
- eine perioperative Immunglobulin-Substitution von 1,4 IE/kg KG wird (in 3–4 wöchentlichem Rhythmus) empfohlen
- sterile bzw. keimarme Arbeitstechniken (Gefäßzugänge, Intubation)
- bereits präoperativ mit einer Infektprophylaxe beginnen
- Kontrolle der Gerinnungsparameter
- kurzfristige bakteriologische Verlaufskontrollen (z.B. Trachealsekrete, Wundabstriche usw.) zur Anpassung der antibiotischen Medikation.

Literatur

1. Buckley RH (1977) Replacement therapy in immunodeficiency. In: Thompson R (ed) Recent Advances in Clinical Immunology. Churchill Livingstone, Edinburgh
2. Burgio GR, Duse M, Monafo V, Ascione A, Nespoli L (1980) Selective IgA-Deficiency: Clinical and Immunological Evaluation of 50 Pediatric Patients. Eur J Pediatr 133: 101
3. Burgio GR, Ugazio AG (1982) Immunodeficiency and Syndromes: A Nosographic Approach. Eur J Pediatr 138: 288
4. Say B, Miller GC, Barber N, Grogg S (1979) Association of birth defects and immunodeficiency. J Pediatr 94: 849
5. Schneider H (1986) Zur Ontogenese des Immunsystems. Monatsschr Kinderheilkd 134: 716

Ivemark-Syndrom
Asplenie- und Poly-splenie-Syndrome

Krankheitsbild

Dem Mißbildungskomplex liegen Entwicklungsstörungen eines polytopen morphogenetischen Feldes im Bereich des dorsalen Mesogastriums zugrunde. Es resultieren komplexe Drehungs- und Lageanomalien des Herzens, des Gastrointestinaltraktes, der Milz und vielfältige Formen von körperlicher Links- und Rechtsseitendominanz (partieller oder kompletter Situs inversus) [1, 2, 3].

Formalpathogenetisch wird unterschieden zwischen [1]:

- linksseitendominanten Polysplenie-Syndromen
- rechtsseitendominanten Asplenie-Formen wie z.B. dem Ivemark-Syndrom (Situs in-

versus, Herz- und Gefäßanomalien, Milz-
agenesie).

Klinik und anästhesiologische Besonderheiten

Nicht selten werden operative Maßnahmen
durch Ileuszustände (u.a. wegen einer atypi-
schen Mesenterialaufhängung) notwendig.
Anästhesiologisch bedeutsam ist das bei
den Asplenie-Formen (Ivemark-Syndrom)
häufige Vorkommen schwerer Herz- und
Gefäßfehlbildungen [1, 2].

Intra- und postoperativ sind diese Patienten durch das Entstehen einer akuten Herzinsuffizienz, das Auftreten von respiratorischen Komplikationen und ihre hohe Infektanfälligkeit (Bronchopneumonien) gefährdet
[1, 3].

Literatur

1. Böhm N (1984) Kinderpathologie. Schattauer,
   Stuttgart New York, S 140
2. Smith DW (1982) Recognozable patterns of
   human malformation. WB Saunders, Philadelphia London Toronto, p 458
3. Van Mierop LHS, Gessner IH, Schiebler GL
   (1972) Asplenia and polysplenia syndromes.
   Birth Defects 8: 74

Krankheitsbild

Thorako-pulmonal-renales Mißbildungssyn-
drom mit familiärer Häufung und autosomal-rezessivem Erbgang.

Jeune Syndrom (asphyxierende Thoraxdystrophie)

Wesentliche Merkmale und Leitsymptome sind [1, 2, 3]:

- ossäre Thoraxdeformitäten
  (durch eine pathologische Atemmechanik kommt es z.B. zur Bildung von Atelektasen und einer respiratorischen Insuffizienz)
- eine pulmonale Hypoplasie
  (es droht eine sekundäre pulmonale Hypertonie mit rezidivierenden bronchopulmonalen Infekten und der Ausbildung eines Cor pulmonale)
- Nephropathie
  (abakteriell-lymphozytäre Entzündungen führen zu einer interstitiellen Fibrosierung und tubulären Dystrophie).

Vergleiche zum Ellis-van Creveld Syndrom (Chondroektodermale Dysplasie) wurden gezogen [4].

Klinik und anästhesiologische Besonderheiten

Schwere peri- und postpartale Asphyxien sind häufig (neonatale Letalität etwa 50%). Unter den Überlebenden ist ein hoher Anteil von Patienten mit schweren Beatmungskomplikationen (Barotrauma: bronchopulmonale Dysplasie).
Zwei klinische Verlaufsformen werden unterschieden [2, 3, 6]:

- die neonatale Form
  (gekennzeichnet durch ein rasch progredientes Atemnotsyndrom mit hoher Mortalität)

– die infantile Form
(respiratorisch-zirkulatorische Störungen
sind geringer ausgeprägt. Limiterend sind
myocardiale Funktionsstörungen, degenerative Leberveränderungen, eine progrediente Niereninsuffizienz).

Anästhesiologische Erfahrungsberichte betreffen u.a. die Betreuung von Patienten mit
Jeune Syndrom bei laryngo-bronchoskopi-
schen Untersuchungen, thoraxchirurgischen
Eingriffen, Nierentransplantationen und -ex-
plantationen [5, 6]. Die Notwendigkeit einer
umfangreichen hämatologischen, klinisch-
chemischen, pulmonalen, kardialen und renalen Funktionsdiagnostik wird betont [1].

Bei der intra- und postoperativen Beatmung sind Techniken mit optimierten
Druckkurven (niedrigem „peak airway pressure , günstigem In- und Exspirationszeitver-
hältnis) zur Minimierung des Barotraumas
zu wählen. Mit langen postoperativen Nach-
beatmungszeiten und einer schwierigen Respiratorentwöhnung muß gerechnet werden
[1, 3, 7]. Die Pulsoxymetrie erwies sich nach
eigenen Erfahrungen hierbei als ein sehr
hilfreiches Überwachungsverfahren [1].

Literatur

1. Borland LM (1987) Anesthesia for Children
   with Jeune's Syndrome. Anesthesiology 66: 86
2. Finegold MJ, Katzew H, Genieser NB et al.
   (1971) Lung structure in thoracic dystrophy.
   Am J Dis Child 22: 153
3. Fruchter Z, Enachescu J (1969) Asphyxiating
   thoracic dystrophy (Jeune syndrome). Radiolo-
   gical verification. Paediatrician 18: 46
4. Hanissian AS, Riggs WW Jr, Thomas AA (1967)

Infantile thoracic dystrophy-a variant of Ellis-van Creveld syndrome. J Pediatr 71: 855

5. Herdman RC, Langer LO Jr (1968) The thoracic asphyxiant dystrophy and renal disease. Am J Dis Child 116: 192
6. Tahernia AC, Stamps P (1977) „Jeune syndrome" (asphyxiating thoracic dystrophy). Clin Pediatr 16: 903
7. Zelt BA, Losasso AM (1972) Prolonged nasotracheal intubation and mechanical ventilation in the management of asphyxiating thoracic dystrophy: a case report. Anesth Analg 51: 342

Kardio-digitales Syndrom

siehe unter: Holt-Oram–Syndrom

Kartagener-Syndrom

Krankheitsbild

Autosomal-rezessiv vererbtes Syndrom von sehr variabler Expressivität. Bei den Patienten wurde eine pathologische Zilienmotilität (Ziliendyskinesie-Syndrom) und Störungen der Leukozytenbeweglichkeit gefunden [1, 5].

Die Leitsymptome sind [2, 5]:

- Situs inversus
- chronische Atemwegsinfekte
- Begleitfehlbildungen im HNO-Bereich (u.a. Polyposis nasi, Schwerhörigkeit).

Klinik und anästhesiologische Besonderheiten

Eine kardiologische Untersuchung ist wegen gehäuft vorkommender kongenitaler Herzfehler notwendig.

Die Atemwege sind präoperativ bestmöglichst zu sanieren (häufig purulente Sinusitiden, Bronchopneumonien, Bronchiektasien). Bei der Wahl der Antibiotika ist auf bestehende Resistenzen zu achten. Am häufigsten liegt eine Besiedlung mit einer Hämophilus-/Pneumokokken-Art vor.

Im Rahmen der Narkoseführung gilt es den Erfordernissen der lungengeschädigten Patienten gerecht zu werden. Leicht kommt es zur Ausbildung von extra-alveolären Luftansammlungen; Herzrhythmusstörungen sind häufig [3, 4].

Bei entzündlichen Erkrankungen der Nebenhöhlen und des Mittelohres darf kein Lachgas gegeben werden.

Literatur

1. Afzelius BA (1976) A human syndrome caused by immotile cilia. Science 193: 317
2. Elliasson R, Mossberg M, Camner P et al. (1977) The immotile cilia syndrome. N Engl J Med 297: 1
3. Hartline JV et al. (1971) Kartagener's syndrome in childhood. Am J Dis Child 121: 349
4. Rooklin AR, McGeady JS, Mikaelian P (1980) The immotile cilia syndrome: a cause of recurrent pulmonary disease in children. Pediatrics 66: 526
5. Rott HD (1979) Kartageners Syndrome and the Syndrome of Immotile Cilia. Hum Genet 46: 249

Kawasaki Syndrom (Mukocutanes Lymphadenopathie-Syndrom: MCLS)

Krankheitsbild

Die Ätiologie dieser „Autoimmunvaskulitis mit Hyperplasie von Lymphknoten und Milz" ist unbekannt. Obwohl eine infektiöse Genese und prädisponierende Faktoren diskutiert werden, stehen Nachweise aus [1, 2].

Kein einzelnes Symptom und kein Labortest sind für die Erkrankung spezifisch. Erst die zeitliche Folge bestimmter Haupt-, Neben- und Laborkriterien erlauben die Diagnose des Syndroms [3].

Betroffen sind überwiegend Kinder bis zum 5. Lebensjahr (gehäuft Knaben gegen Ende des ersten Lebensjahres).

Die Diagnose gilt als gesichert wenn 5 von 6 Hauptsymptomen nachweisbar sind. Die Nebenkriterien sind eher inkonstant und weisen auf den systemischen Charakter eines Krankheitsverlaufes hin [2, 5, 8].

Diagnostische Kriterien des MCLS (mod. nach [2, 5]):

1. Hauptsymptome
   - therapieresistentes Fieber über 5 Tage
   - Konjunktivitis
   - periorale und intraorale Entzündungen (Stomatitis; „Erdbeer"-Zunge)
   - Veränderungen an den peripheren Extremitäten (Palmar-, Plantarerytheme, indurative Ödeme, groblamelläre Schuppungen hauptsächlich an den Fingerspitzen).
   - polymorphe Exantheme
   - dolente, nicht-entzündliche Hals-Lymphknotenschwellungen (über 1,5 cm Durchmesser)

2. Nebenkriterien:
   Karditis (mit Beteiligung der Koronararte-
   rien), Diarrhoe, Arthralgien, Meningismus,
   Gallenblasen-Hydrops.

3. Laborbefunde:
   Entzündungsparameter erhöht, Thrombozytose, Proteinurie und Leukozyturie.

Klinik und anästhesiologische Besonderheiten

Nicht selten stehen die Patienten unter einer
niedrig- oder auch hochdosierten Salizylat-
Dauermedikation. Andere therapeutische
Ansätze sind umstritten [3].

Nach etwa 3 Wochen klingen die lokalen
klinischen Symptome ab. Prognostisch und
anästhesiologisch ist die Herzbeteiligung
von größter Bedeutung, ihre Zeichen sind
[1, 2, 8]:

- Auftreten mehrerer Krankheitsschübe
- Laborbefunde: Anämie, Leukozytose,
  Thrombozytose, CRP-Erhöhungen länger
  als 30 Tage, persistierende IgE-Erhöhung
- kardiale Symptome wie Herzrhythmusstörungen, Kardiomegalie, EKG-Anomalien.

Es empfiehlt sich ein präoperatives kinder-
kardiologisches Konzil [4, 6, 7].

Bei perioperativen Maßnahmen sind auch
die intravasale Gerinnungsaktivierung und
die vorbestehende Medikation (insbesondere: Salicylate, Kortikoide) zu berücksichtigen.

Intraoperativ sind alle Maßnahmen kardialer Risikopatienten indiziert [9].

In Deutschland können weitere Informationen bei der:

„Arbeitsgemeinschaft MCLS"
c/o Prof. Dr. H.-J. Cremer,
Städtische Kinderklinik
D-7100 Heilbronn

eingeholt werden [1, 2].

Literatur

1. Cremer HJ, Schweier P, Rieger Chr, Kleinhauer E (1983) Arbeitsgemeinschaft „Mucocutanes Lymphknoten-Syndrom". Extr Paediatr 7: 435
2. Cremer HJ (1984) Das Kawasaki-Syndrom in der Bundesrepublik. Monatsschr Kinderheilkd 132: 484
3. Furusho K, Nakano H, Shinomiya K, Tamura T, Manabe Y et al. (1984) High-dose intravenous gammaglobulin for Kawasaki disease. Lancet II: 1055
4. Galal O, Neudorf U, Galal I, Stoermer J (1987) Zur kardiologischen Betreuung von Kindern mit mucocutanem Lymphknotensyndrom (Kawasaki-Syndrom). Der Kinderarzt 18: 1317
5. Halle F (1987) Kawasaki-Syndrom in: Olbing H, Palitzsch (Hrsg.) Fortbildung in der Kinderheilkunde, Bd. 1987. Immunologie und Infektionskrankheiten. Hansisches Verlagskontor, Lübeck, S 123
6. Kato H, Korke S, Yokoyama T, Ito Y, Yano E (1975) Coronary aneurysms in infants and young children with acute febrile mucocutaneous lymph node syndrome. J Pediatr 86: 892
7. Kato H, Ichinose E, Kawasaki T (1986) Myocardial infarction in Kawasaki disease: Clinical analyses in 195 cases. J Pediatr 108: 923
8. Kawasaki T (1980) Das mukokutane Lymphknotensyndrom (MCLS) Monatsschr Kinderheilkd 128: 578
9. McNicce WL, Krishna G (1983) Kawasaki disease – a disease with anesthetic implications. Anasthesiology 58: 269

siehe unter: Chondrodystrophie
Osteo-Chondrodysplasie
Syndrome

Krankheitsbild

Häufige Chromosomenanomalie (1:1000/ Geburten; 20–25% Mosaikformen) mit ausgesprochen hoher Variabilität und den Leitsymptomen:

- Intelligenzminderung
- dysproportionierter Großwuchs
- Hypogenitalismus und Hypogonadismus.

Klinik und anästhesiologische Besonderheiten

Bei einem Teil der Patienten entwickelt sich ein Diabetes mellitus. Häufig sind die Patienten adipös und leiden unter rezidivierenden bronchopulmonalen Infekten.

Durch Statur, Gewicht und vorbestehende osteoporotische Wirbelsäulenschädigungen kann es perioperativ leicht zu Lagerungsschäden kommen.

Berichte über syndromspezifische Anästhesiekomplikationen liegen nicht vor [1].

Literatur

1. Katz J, Steward DJ (1987) Anesthesia and Uncommon Pediatric Diseases. WB Saunders, Philadelphia London Toronto, p 338

Kenny Syndrom

Klinefelter Syndrom (XXY-Syndrom)

Klippel-Trenaunay-Weber Syndrom (Angioosteohypertrophie)

Krankheitsbild

Sporadisch vorkommende Hamartose mit

- Gliedmaßenhypertrophien
- Hämangiomatosen.

Im Rahmen eines sehr variabel ausgebildeten Phänotypus wurden auch [3, 4, 5]:

- Schädelasymmetrien und Gesichtsfehlbildungen
- Augenanomalien
- Extremitätendysplasien und Hautfehlbildungen (Naevi, Teleangiektasien, Cutis marmorata, Hautdefekte)
- Viszeromegalien mit vielfältigen Fehlbildungen
- Gefäßfehlbildungen (AV-Verbindungen), Lymphangiomatosen beschrieben.

Klinik und anästhesiologische Besonderheiten

Mental häufig retardierte Patienten mit vielfältigen Herz-Kreislauf-Symptomen und -Beschwerden. Durch das Zusammentreffen von AV-Shunts und Anämie besteht beim Einsatz kardiosupprimierender Anästhesieverfahren die Gefahr einer akuten Herzinsuffizienz!

Sehr spezifische Probleme ergeben sich durch Hämangiomlokalisationen im Bereich des ZNS, der Augen und/oder der inneren Organe [1]. Orthopädische Auffälligkeiten, chronische Hautläsionen und -infektionen wurden wiederholt berichtet.

Vor chirurgischen Interventionen sind eine Gerinnungsdiagnostik (häufig: Thrombozytopenie; disseminierte intravasale Gerinnung) und eine kardiologische Funktionsdiagnostik dringlich [2, 3]. Beschrieben wurden Intubationsschwierigkeiten durch cervicale Wirbelverschmelzungen [5].

Literatur

1. Gloviczki P, Hollier LH et al. (1983) Surgical implications of Klippel-Trenaunay syndrome. Ann Surg 197: 353
2. Gorlin RJ, Pindborg JJ, Cohen Jr MM (1976) Syndromes of the Head and Neck. McGraw-Hill, New York, 2nd edition, p 233
3. Kuffer FR, Starzynski TE, Girolami A, Murphy L, Grabstald H (1968) Klippel-Trenaunay syndrome, visceral angiomatosis, and thrombocytopenia. J Pediatr Surg 3: 65
4. Lindenauer SM (1971) Congenital arteriovenous fistula and the Klippel-Trenaunay syndrome. Ann Surg 174: 248
5. Steward DJ (1985) Manual of Pediatric Anesthesia. Chirchill Livingstone, New York Edinbourgh London, 2nd edition, p 311

Kongenitale neuromuskuläre und muskuläre Erkrankungen

Kongenitale Muskelerkrankungen sind selten (30 Pat. je 100 000 Neugeborene). Sie lassen sich in sogenannte:

- neurogene (zentrale und periphere)
- myopathische (myotone oder dystrophe)

Erkrankungen klassifizieren [9, 10, 11].

Anästhesiologisch besonders bedeutsam sind die verschiedenen Formen der Myasthenia gravis (Inzidenz 1:20 000).

Krankheitsbilder, Klinik und anästhesiologische Besonderheiten

I. Duchenne'sche Muskeldystrophie
Phänotypisch sind von dieser x-chromosomal vererbten Krankheit nur Knaben betroffen (Häufigkeit 1:18000). Charakteristisch sind ein frühzeitiger Beginn mit raschem Übergreifen der Muskelschwäche von der Beckengürtel- auf die Schultergürtel- und Oberarmmuskulatur. Zunehmende statomotorische Behinderungen, Pseudohypertrophien (Fettanhäufung in den Bereichen der atrophischen Muskulatur), Beugekontrakturen und Skelettdeformitäten. Verschiedene Verlaufsformen werden unterschieden! Bei dringlicher Relaxierung der Patienten ist auf eine reduzierte Dosierung der Muskelrelaxantien zu achten. Perioperativ bedeutsam sind auch die sogen. sekundären Erkrankungen: bronchopulmonale Infektionen, Herzinsuffizienz und Herzrhythmusstörungen.

II. Dystrophia myotonica
(Steinert-Syndrom, Curshmann-Steinert'sche Krankheit) Bereits im Säuglingsalter Entwicklungsverzögerungen durch Muskelhypotonie. Es handelt sich um eine Mehrfacherkrankung mit möglichen [3, 10]:

- Schilddrüsendysfunktionen
- Diabetes mellitus
- Myokardschaden (Herzinsuffizienz und Störungen des kardialen Reizleitungssystems)
- Lungenfunktionsstörungen (Schwä-

chen der Atemmuskulatur, bronchopulmonale Infekte, Aspirationsfol-
gen, Bronchiektasien).

Die Empfehlungen zur Prämedikation sind
sehr vielfältig (ältere Literatur: u. a. Barbitura-
te, Pethidin; eigene gute Erfahrungen: Midazolam).

Eine hohe Empfindlichkeit gegenüber allen Inhalationsanästhetika wird beschrieben.
Nichtdepolarisierende Muskelrelaxantien
(nur wenn dringlich notwendig!) nur in reduzierter Dosierung verwenden.

Wegen postanästhesiologisch auch noch
sehr spät aufgetretenen Komplikationen ist
eine postoperative Intensivüberwachung zu
empfehlen.

III. Myotonia congenita (Thompson Krank-
      heit)
      Ähnliche, jedoch schwächere Sympto-
      matik wie bei der Dystrophia myotoni-
      ca (siehe unter: II).
      Meist keine ausgedehnten Muskelatro-
      phien.

IV. Spinale Muskelatrophien
     Typ: Werdnig-Hoffmann (infantile Ver-
          laufsform)
     Typ: Kugelberg-Welander (adulte Form);
          d. h. klinisch meist leichtere Sym-
          ptome und geringere Behinderun-
          gen bei milderem Verlauf.

Durch Degeneration der Vorderhorn-
zellen des Rückenmarks kommt es bereits sehr früh zu einer sekundären,
meist extremen Muskelschwäche und
-atrophie.
Die Folgen sind frühe Immobilisation,
Schluck- und Trinkstörungen, Aspira-

tionspneumonien, Atemstörungen und die Entwicklung einer Herzinsuffizienz.

V. Arthrogryposis congenita

Durch zentrale und periphere Nervenzelläsionen kommt es zu sekundären Muskelzelldegerationen und -atrophien, sowie Bindegewebsstörungen mit Beuge- und Streckfixationen der verschiedensten Gelenke.

VI. Myasthenia gravis

Als passageres Krankheitsbild bei 12% der Kinder Myasthenia gravis-kranker Mütter.

Eine pathologische Cholinesterasewirkung führt zu einer sogenannten myasthenischen Reaktion (zu schneller Acetylcholin-Abbau). Es resultieren Bewegungsarmut, Ptosis, Schielen, Schluck-, Trink-, Sprach- und Atemstörungen. Die Symptomatik ist durch Cholinesterase-hemmer sofort reversibel.

Andere, selten in der Jugend, sondern meist erst im Erwachsenenalter auftretende Manifestationsformen sind typische Autoimmunerkrankungen. Im Serum der Erkrankten können Antikörper gegen den postsynaptischen Acetylcholinrezeptor der motorischen Endplatte nachgewiesen werden. Die Klassifikation der klinischen Manifestationstypen nach dem Ossermann-Schema ermöglicht eine Standardisierung der Therapie (Cholinesterase-Hemmer, Kortikoide, Immunsuppressiva) und prognostische Aussagen [3, 4, 8].

Anästhesiologische Maßnahmen werden bei Patienten mit den genannten Erkrankungen häufig zur Entnahme von Muskel-(Nerv)-Biopsaten (Diagnosesicherung) benötigt. Charakteristisch für diese Patienten sind [6, 10, 11, 12, 13]:

- ungewöhnliche Reaktionen auf Medikamente (z.B. eine erhöhte Empfindlichkeit auf Muskelrelaxantien und Diazepam-haltige Präparate)
- respiratorische Funktionseinschränkungen durch die Grunderkrankung oder Sekundärkomplikationen
- Zeichen einer kardialen Mitbeteiligung oder sekundären Funktionsminderung
- ein erhöhtes Aspirationsrisiko durch eine Magendilatation und durch intestinale Motilitätsstörungen
- ein erhöhtes Risiko für eine maligne Hyperthermie-Reaktion
- gehäuft vorkommende endokrine Funktionsstörungen.

Umfangreiche präanästhesiologische Untersuchungen sind zu empfehlen [2, 6, 9, 12]: klinisch-chemische Daten, Rö-Thorax-Aufnahme, u.U. auch Lungenfunktionsprüfungen (Blutgasanalyse, Spirometrie, Plethysmographie) und eine kardiologische Beurteilung (EKG, Ausschluß eines Herzvitiums und sonographische Kontraktilitätsmessungen).

Eine häufig vorkommende Funktionsschwäche der Schluck-, Herz- und Atemmuskulatur ist bei der Auswahl der Prämedikation zu beachten. Zur Prämedikation eignet sich bei einer niedrigen Atropin-Dosierung (0,1 mg/10 kg KG) Midazolam (0,15 mg/kg KG). Auf die Vermeidung von Lagerungsschäden muß ganz besonders geachtet werden.

Auf einen meist niedrigen Bedarf an Anästhetika und den äußerst zurückhaltenden Einsatz von Muskelrelaxantien wurde wiederholt hingewiesen [1, 7]. Verschiedene Autoren empfehlen zur Intubation eine großzügige Thiopental-Dosierung anstelle der Gabe eines Muskelrelaxans.

Eigene Erfahrungen betreffen eine Narkoseführung mit Alfentanyl und N_2O-/O_2-Ventilation.

Das intraoperative Monitoring sollte durch regelmäßige Blutgasanalysen und eine kontinuierliche Temperaturmessung ergänzt werden. Alle Vorkehrungen für die Behandlung einer malignen Hyperthermie-Reaktion sind zu treffen [9].

Postoperativ besteht die Gefahr einer Ateminsuffizienz (Narkotikaüberhang, Sekretstau) und einer myasthenischen bzw. cholinergen Krise.

Für die Narkoseführung bei Myasthenia gravis wird empfohlen [8]:

- Einleitung mit Barbituraten
- Intubation mit Succinylcholin
- Weiterführung mit N_2O, Halothan, Ethrane (niedrige Dosen!)
- keine repetierte Relaxantien-Gabe
- keine Neuroleptanalgesie
- Cholinesterase-Hemmer wegen der Gefahr der postoperativen Überdosierung präoperativ verringern oder ganz absetzen.

Hilfreiche Informationen für die Betreuung bei (myastenischen oder cholinergen) Krisen sind auch in myasthenieerfahrenen neurologischen Zentren erhältlich [4, 8, 10].

Literatur

1. Azar I (1984) The response of patients with neuromuscular disorders to muscle relaxants: a review. Anesthesiology 61: 173
2. Baba A (1970) Fatal postanaesthetic complications in two muscular dystrophic patients. J Pediatr Surg 5: 71
3. Brown TCK (1984) Kinderanästhesie, Fischer, Stuttgart New York, S 301
4. Haas J (1988) Myasthenia gravis. Aktuelle Therapie unter pathophysiologischen Aspekten. Dtsches Ärzteblatt 85: 126
5. Holmes LB, Driscoll SG, Bradley WG (1980) Contractures in a newborn infant of a mother with myasthenia gravis. J Pediatr 96: 1067
6. Katz J, Benumof J, Kadis LB (1981) Anesthesia and uncommon diseases. WB Saunders, Philadelphia London Toronto, 2th edition
7. Leventhal SR, Orkin F, Hirsh R (1980) Prediction of the need for postoperative mechanical ventilation in myasthenia gravis. Anesthesiology 53: 26
8. Marquardt J, Reuther P (1984) Myastenia gravis. Informationen für den Anaesthesisten und Notfallmediziner. Anaesthesist 33: 207
9. Oka S, Igarashi Y, Takagi A et al. (1982) Malignant hyperpyrexia and Duchenne muscular dystrophy: a case report. Can Anaesth Soc J 29: 627
10. Ravin M, Newmark Z, Saviello G (1975) Myotonia dystrophica-an anesthetic hazard. Anesth Analg 54: 216
11. Stevens AJ (1983) Vorbereitung zur Anästhesie. Poppelbaum HF Fischer, Stuttgart New York, 1.dtsche Ausgabe; S 203
12. Steward DJ (1979) Manual of pediatric anesthesia. Churchill Livingstone, New York Edinburgh London
13. Wislicki L (1962) Anaesthesia and postoperative complications in progressive muscular atrophy. Anaesthesia 17: 482

Kraushaar Syndrom ("Kinky-Hair" Syndrom)

siehe unter: Menkes-Syndrom

Laurence-Moon-Biedl Syndrom

Krankheitsbild

Autosomal-rezessives Erbleiden mit den Leitsymptomen:

- geistige Retardierung
- Fettsucht
- genitale Hypoplasie.

Die Vielfalt ähnlicher Fehlbildungsmuster führte zur Formulierung einer Klassifizierung und zur Abgrenzung mehrerer eigenständiger Entitäten [1, 3].

Klinik und anästhesiologische Besonderheiten

Bei den jungen Patienten liegt häufig eine Sehbehinderung vor (etwa 70% der Patienten sind bis zum 20. Lebensjahr schwerst sehbehindert bis blind). Zahlreiche Begleitanomalien können Anlaß für chirurgische Maßnahmen sein (u.a.: Zahn-, Nieren- und Gallengangsanomalien, Analatresien und Extremitätendysmorphien). Die präoperative Diagnostik sollte auf die Erfassung folgender Begleitanomalien abzielen:

- Diabetes insipidus
- kongenitale Herzerkrankungen
- Nierenfunktionsstörungen.

Bei den übergewichtigen bis extrem adipösen Patienten sind Probleme im Rahmen der Medikamentendosierung und der Atem- bzw. Lungenfunktion möglich [2].

Wegen gehäuft vorkommenden Nierenfunktionsstörungen ist postoperativ eine Bilanzierung der Flüssigkeitstherapie empfehlenswert (Gefahr der Überwässerung und von Elektrolytimbalanzen).

Literatur

1. Ammann F (1970) Investigations cliniques et genetiques sur le syndrome de Bardet-Biedl en Suisse. J Genet Hum 18 (Suppl): 1
2. Bauman ML, Hogan GR (1973) Laurence-Moon-Biedl syndrome. Am J Dis Child 126: 119
3. Klein D et al. (1969) Syndrome of Laurence-Moon-Bardet-Biedl and allied diseases in Switzerland. J Neurol Sci 9: 497

Krankheitsbild   **LEOPARD-Syndrom**

Autosomal-dominantes Mißbildungsmuster (Bindegewebsstörung) mit den Auffälligkeiten [3, 5]:

- Minderwuchs
- weiter Augenabstand, Hörstörungen und Pigmentanomalien
- Aorten- und/oder Pulmonalstenose und EKG-Anomalien
- Genitalfehlbildungen.

Das Krankheitsbild sollte bei Dominanz der cutanen und dentalen Auffälligkeiten differentialdiagnostisch gegenüber folgenden Syndromen abgegrenzt werden [1, 3, 5]:

- Morbus Osler (hereditäre hämorrhagische Teleangiektasien)
- Maffucci Syndrom
- Gorlin Syndrom
- Goltz Syndrom.

Bei zusätzlichen intestinalen Beschwerden oder Auffälligkeiten ist eine Abgrenzung zum:

- Gardner Syndrom
- Peutz-Jeghers Syndrom
- MEN-Syndrom (multiple endokrine neoplasia-Syndrom)

notwendig.

Klinik und anästhesiologische Besonderheiten

Patienten mit LEOPARD-Syndrom bedürfen häufig plastischer Eingriffe im Urogenitalbereich.

Bei 95% der Patienten ist mit einem auffälligen kardiologischen Befund zu rechnen (hauptsächlich Erregungsbildungs- und Erregungsleitungsstörungen). Nicht selten kommen respiratorische Funktionseinschränkungen durch eine Kyphose oder ein Pectus carinatus hinzu (Blutgasanalyse!) [5].

Bei Patienten mit Goltz- und Gorlin-Syndrom ähnlichem Phänotypus ist auf einen Hydrozephalus (ZNS-Druckerhöhungen), Kiefercysten und Kiefergelenksankylosen (Intubationsschwierigkeiten) zu achten.

Bei Patienten mit Morbus Osler und Goltz-Syndrom wurden im Bereich der oberen Atemwege wiederholt papillomatöse Schleimhautveränderungen beschrieben (Gefahr einer Blutung beim Einlegen eines Endotrachealtubus) [1, 4].

An die Möglichkeit pathologischer Frakturen und einer orthostatischen Hypotension ist besonders beim Maffucci-Syndrom zu denken [3, 4].

Literatur

1. Goltz RW, Henderson RR, Hitch JM et al. (1970) Focal dermal hypoplasia syndrome. A review of the literature and report of two cases. Arch Dermatol 101: 1
2. Morgan JD (1971) Incontinentia pigmentosi. Am J Dis Child 122: 294
3. Smith DW (1982) Recognizable patterns of human malformation. WB Saunders, Philadelphia London Toronto, 3rd edition, p 384
4. Steward DJ (1985) Manual of Pediatric Anesthesia. Chirchill Livingstone, New York Edinburgh London, 2nd edition, p 314
5. Swanson SL, Santen RJ, Smith DW (1971) Multiple lentigines syndrome. J Pediatr 78: 1037

Krankheitsbild

Lesch-Nyhan Syndrom

Durch einen x-chromosomal bestimmten Mangel an Hypoxanthin-(Guanin-)-Phosphoribosyl-Transferase (HGPRT-Defekt im Nukleinsäure-Stoffwechsel) kommt es zu einer schweren Hyperurikämie [1].

Klinik und anästhesiologische Besonderheiten

Das klinische Bild wird bestimmt durch [1, 2]:

– zerebrale Störungen
(eine statomotorische Retardierung, Athetosen, choreatiforme Bewegungen, Hyperreflexien, Kloni und andere spastische Zeichen).
– Pyelonephritiden (rezidivierend) und Uratkongremente.

Die sehr aggressive Grundstimmung der Patienten ist bei der Wahl der Prämedikation zu beachten.
Die Nierenfunktionswerte sind bei den Anästhesie-Dosierungen und der Infusionstherapie zu berücksichtigen.

Literatur

1. Böhm N (1984) Kinderpathologie. FK Schattauer, Stuttgart New York, S 80
2. Nyhan WL (1972) Clinical features of Lesch-Nyhan syndrome. Arch Intern Med 130: 186

Lipodystrophie

siehe unter: Berardinelli Syndrom

Lowe-Syndron (Oculo-cerebro-renales Syndrom)

siehe unter: Blepharophimosis

Krankheitsbild

Auf dem Boden einer latenten Myopathie können anästhesievermittelte Triggersubstanzen zum Symptomenkomplex der malignen Hyperthermie führen (MH-Häufigkeit in der Kinderanästhesie: 1:14000 Narkosen). Der genaue Triggermechanismus ist noch unklar. Es wird angenommen, daß die primäre Läsion in der Skelettmuskulatur liegt und eine exzessive Freisetzung von Calcium im Myoplasma zu einer ungezügelten Steigerung des Muskelstoffwechsels führt. Die Frühsymptome sind:

- supraventrikuläre Tachykardien
- Rigidität
- instabile Kreislaufwerte
- Zyanose
- Temperaturanstieg.

Sie sind begleitet bzw. gefolgt von vielfältigen laborchemischen Veränderungen:

- Hyperkapnie, Hypoxämie, Azidose
- Hyperglykämie
- Elektrolytstörungen
- CPK- und Transaminasen-Anstiege
- Zeichen der Verbrauchskoagulopathie
- Myoglobinämie und -urie, Zeichen der beginnenden Niereninsuffizienz.

Neurologische und schwerste respiratorisch-kardiozirkulatorische Funktionsstörungen gehören zum Vollbild der Erkrankung.

Klinik und anästhesiologische Besonderheiten

Als Voraussetzung einer erfolgreichen MH-Behandlung gilt die frühzeitige Diagnosestellung und Elimination der Triggersubstanzen [5, 8].

Ist ein Abbruch der Anästhesie nicht unmittelbar möglich, muß nach Auswechseln des Narkosegerätes auf Anästhesieverfahren ohne Triggersubstanzen übergegangen werden (erfolgreiche Berichte betreffen u. a.: N_2O/O_2, Diazepam, Thiopental, Methohexital, Droperidol, Morphinderivate, d-Tubocurarin, Pancuronium; wobei es nach den Erfahrungen verschiedener Autoren absolut MH-neutrale Substanzen nicht gibt!).

Als Sofort- und Begleitmaßnahmen werden empfohlen [1, 2, 5, 7]:

- Atemvolumen steigern (100% O_2!)
- Dantrolene i.v.: 1 mg/kg KG innerhalb von 5 min; danach Steigerung bis auf Gesamtdosis von 2,5 mg/kg KG in 30 min möglich (Halbwertszeit von Dantrolene etwa 5 Std.)
- Azidoseausgleich mit Natriumbicarbonat
- Oberflächenkühlung
- Diurese-Induktion (Blasenkatheter!) mit Furosemid/Mannit
- Heparinisierung (70 IE/kg KG initial als Bolus; danach 10 IE/kg KG/Std. als Infusion über 24 Std.).

Mit einer Dantrolene-Wirkung ist nach etwa 30 min zu rechnen. Sie sollte unter adäquater Intensivüberwachung (Kontrolle u. a.: Temperatur-, Azidose-, CPK- und Transaminasen-Verlauf, CO_2-Produktion) bis zur Normalisierung der Leitsymptome fortgesetzt werden.

Patienten mit Muskel- und Skelettanomalien, gelegentlich auftretenden unklaren Fieberschüben, erhöhten CPK-Werten und MH-Familienanamnese sind MH-gefährdet.

Trotz vielseitiger Bemühungen gibt es bis heute kein einfaches MH-Screening [1, 3, 4, 5].

Für die Anästhesie von MH-empfindlichen Patienten kann gelten [2, 5, 7, 8]:

- durch Regionalanästhesie-Verfahren lassen sich viele MH-Triggersubstanzen vermeiden
- Dantrolene-„Prämedikation" etwa 45 min vor Anästhesiebeginn mit 2,5 mg/kg KG als Kurzinfusion über 20 Minuten
- präoperative Infusion kristalloider Lösungen
- Bereitstellung von Dantrolene, Ringerlösungen, Hypothermie-Matten, Monitoring und klinisch-chemischen Labormöglichkeiten
- gezielte Anästhetika-Auswahl (z. B.: Thalamonal-Prämedikation, Methohexital/ N_2O-/O_2-Einleitung, Neuroleptanästhesie und d-Tubocurarin-Relaxierung) [8]
- postoperative Intensivüberwachung.

Seit dem 1.10. 1987 gibt es den [10]:

„Rund um die Uhr"-Informationsdienst für Maligne Hyperthermie-Notfälle Tel. 07131/48 20 50, Klinik für Anaesthesie und Operative Intensivmedizin Städtische Krankenanstalten Heilbronn

Literatur

1. Britt BA, Kalow H (1970) Malignant hyperthermia – a statistical review. Can Anaesth Soc J 17: 316
2. Cain PA, Ellis FR (1978) Anesthesia for patients susceptible to malignant hyperpyrexia. Brit J Anesth 49: 941
3. Ellis FR, Keaney NP, Harriman DGF, Summer DW, Kyei-Mensah K, Tyreell JH, Harhreaves JB, Parikh RK, Mulrooney PL (1972) Screening for malignant hyperpyrexia. Brit Med J 1: 559
4. Heiman-Patterson T, Fletcher JE, Rosenberg H, Tahmoush AJ (1987) No Relationship Between Fiber Type and Halothane Contracture Test Results in Malignant Hyperthermia. Anesthesiology 67: 82
5. Helpap B, Gullotta F, Schulte am Esch J (1984) Maligne Hyperthermie. INA-Schriftenreihe; Bd. 42 Thieme, Stuttgart New York
6. Moulds RF (1975) Malignant hyperpyrexia. Lancet i: 681
7. Sauter R, Schaefer-Güth M, Gansera R (1985/86) Günstiger Verlauf einer malignen Hyperthermie. Pädiat prax 32: 565
8. Schuh FT, Maier Ch (1982) Narkoseführung bei Gefährdung durch maligne Hyperthermie. Anaesthesist 31: 245
9. Schulte-Sasse U, Eberlein HJ (1986) Neue Erkenntnisse und Erfahrungen auf dem Gebiet der malignen Hyperthermie. Anaesthesist 35: 1
10. Schulte-Sasse U, Eberlein HJ (1987) „Rund um die Uhr"-Informationsdienst für Maligne Hyperthermie Notfälle. Anaesthesist 36: 250

siehe unter: Franceschetti-Klein Syndrom

Mandibulofaciale Dysostose (Treacher-Collins Syndrom)

Krankheitsbild

Autosomal-dominante Bindegewebserkran-
kung mit Hyperplasie der knorpeligen
Wachstumszonen und mesodermaler Dystrophie. Sehr variable Symptomenausprä-
gung [1, 2].

Klinik und anästhesiologische Besonderheiten

Die asthenisch-hochwüchsigen Patienten
leiden unter [4, 5, 6]:

- mentalen Defizienzen
- Sehstörungen (Linsenanomalien, Glauko-
  men)
- Kiefer-/Zahn- und Gaumenanomalien
- Dilatationen/Aneurysmen der Aorta, Aor-
  ten-/Mitralinsuffizienz, Ventrikelseptumdefekten
- Skelett-Wirbelsäulendeformitäten
- grazilen Extremitäten mit Arachnodaktylie
  und überstreckbaren Gelenke.

Für die perioperative Betreuung von Mar-
fan-Patienten können folgende Hinweise
gegeben werden [1, 3, 4, 5, 6, 7]:

- präoperativ sollte der kardio-pulmonale
  Status überprüft werden

Marfan Syndrom

- mit Intubationsschwierigkeiten muß gerechnet werden
- zu vermeiden sind hypertensive Kreislaufreaktionen (Gefahr der Ruptur von okkulten Aneurysmen)
- obsolet sind Medikamente, die zu einer Augeninnendruck-Erhöhung führen
- wegen hypoplastischen Lungenstrukturen besteht bei den Patienten ein erhöhtes Pneumothorax-Risiko.

Literatur

1. Bolande RP, Tucker AS (1964) Pulmonary emphysema and other cardiorespiratory lesions as part of the Marfan syndrome. Pediatrics 33: 336
2. Gruber MA, Graham TP Jr, Engel E, Smith C (1978) Marfan syndrome with contractural arachnodactyly and severe mitral regurgitation in a premature infant. J Pediatr 93: 80
3. Hall JR, Pyeritz RE, Dudgeon DL et al. (1984) Pneumothorax in the Marfan syndrome: prevalence and therapy. Ann Thorac Surg 37: 500
4. McKusick V (1966) Heritable Disorders of Connective Tissue. CV Mosby, St. Louis, 3rd edition, p 38
5. Pyeritz RE, McKusick VA (1979) The Marfan syndrome. Diagnosis and management. N Engl J med 300: 772
6. Smith DW (1982) Recognizable patterns of human malformation. 3rd edition, p 350
7. Traisman HS (1954) Arachnodactyly associated with aneurysma of the aorta. Am J Dis Child 87: 156

Krankheitsbild

Mastozytosen sind ätiopathogenetisch unklare Erkrankungen mit lokalen, diffusen oder systemischen Mastzell-Ansammlungen. Die extensive Freisetzung von Histamin, Heparin und Prostaglandin D kann zu einer:

– Urtikaria pigmentosa oder den vielfältigen Symptomen einer
– systemischen Mastozytose

führen [2, 4].

Unter dermatologischen Patienten beträgt die Häufigkeit der Erkrankung 0,01–0,1%: darunter etwa 10% systemische Formen.

Die wichtigste Differentialdiagnose ist das sogenannte Karzinoidsyndrom [2].

Klinik und anästhesiologische Besonderheiten

Die Mehrzahl der Urtikaria pigmentosa-Patienten sind asymptomatisch.

Bei einer systemischen Mastozytose kommt es [1, 3, 8]:

– durch Organinfiltrationen zu hämatologischen, intestinalen und hepatogenen Funktionsstörungen
– durch pathologische Mastzelldegranulationen zu Kopfschmerzen, Fieber, Atmungs- und Herz-Kreislaufstörungen, Hepatosplenomegalie, Hauterscheinungen, Erbrechen, Durchfällen und Schmerzattacken verschiedenster Lokalisationen.

Bei der Prämedikation ist auf respiratorische, kardiovaskuläre, hepatische und neurologische Funktionsstörungen zu achten.

Die Laboruntersuchungen sollten hämatologische und gerinnungsphysiologische Untersuchungen sowie eine Urinanalyse umfassen.

Alle Substanzen, die als Trigger einer Mastzelldegranulation gelten, sind obsolet [5, 6, 8].

Zur Prämedikation kann ein H1-/H2-Rezeptoren-Blocker (Cromoglycerat: 100 mg/ kg KG/24 Std. bzw. Ketotifen: 0,05 mg/kg KG/24 Std.) zugesetzt werden [3].

Für die Narkose-Einleitung werden Methohexital, Etomidate oder Ketamin empfohlen, zur Weiterführung kommen Halothan/ Lachgas, Enflurane, Isofluran oder eine Neuroleptanästhesie in Frage (u. U. mit Vecuronium- oder Pancuronium-Muskelrelaxation).

Als gravierende Komplikationen einer systemischen Mastozytose sind zu nennen [2, 8]:

- ein schwerer Bronchospasmus
- ein hypotensiver Schock
- massive Gerinnungsstörungen [2, 8].

Literatur

1. Coleman MA, Liberthson RR, Crone RK et al. (1980) General anaesthesia in a child with urticaria pigmentosa. Anesth Analg 59: 704
2. Katz J, Steward DJ (1987) Anesthesia and Uncommon Pediatric Diseases. WB Saunders, Philadelphia London Toronto, p 476
3. Manchikanti L, Kraus JW, Edds SP (1982) Cimetidine and related drugs in anesthesia. Anesth Analg 61: 595

4. Niethammer D (1988) Frage-Antwort: Mastozytose. Pädiat prax 36: 226
5. Parris WCV, Sandidge PC, Petrinely G (1981)
   Anaesthetic management of mastocytosis.
   Anesthesiol Rev 8: 32
6. Roberts LJ, Turk JW, Oates JA (1982) Shock syndrome associated with mastocytosis: pharma-
   cological reversal of the acute episode and
   therapeutic prevention of recurrent attacks.
   Adv Shock Res 8: 145
7. Rosenbaum KJ, Strobel GE (1973) Anesthetic
   considerations in mastocytosis. Anesthesiology
   38: 398
8. Scott HW, Parris WCV, Sandidge PC et al
   (1983) Hazards in operative management of
   patients with systemic mastocytosis. Ann Surg
   197: 507
9. Simone JV, Hayes WT (1971) Bullous urticaria
   pigmentosa with bleeding. J Pediatr 78: 160

Krankheitsbild

Durch Neumutation kommt es zum Auftreten von:

- multiplen fibrösen Knochendysplasien
- cutanen Hyperpigmentationen
- endokrinen Funktionsstörungen
  (z.B.: Akromegalie, Hyperthyreose,
  M. Cushing).

Als Ursache der verschiedenen Endokrino-
pathien werden hypothalamische Funktionsstörungen und autonome Dysfunktionen
einzelner Organe diskutiert [2, 3].

McCune-Albright Syndrom (Osteitis fibrosa cystica)

Klinik und anästhesiologische Besonderheiten

Operative Maßnahmen sind bei diesen Patienten häufig wegen Nervenkompressions-Syndromen und Frakturen notwendig [2].

Bei der präoperativen Untersuchung sollte auf Zeichen endokriner Funktionsstörungen geachtet werden (Elektrolyt-, BZ-, Hormonspiegel-Bestimmungen, EKG-Kontrolle).

Bei Patienten mit einem Diabetes mellitus ist vor größeren Eingriffen die Umstellung auf eine Altinsulin-Medikation üblich. Haben die Patienten eine Hypothyreose (etwa 20%), ist Halothan mit besonderer Vorsicht einzusetzen (Gefahr kardialer Arrhythmien) [1, 2, 3].

Auf eine adäquate perioperative Infusionstherapie ist zu achten.

Literatur

1. Arlien-Soborg U, Iversen T (1956) Albright's syndrome. A brief survey of a case in a seven year old girl. Acta Paediatr 45: 558
2. Smith DW (1982) Recognizable patterns of human malformation. WB Saunders, Philadelphia London Toronto, 3rd edition, p 380
3. Mauras N, Blizzard RM (1986) The McCune-Albright syndrome. Acta Endocrinol (Suppl.) 279/113: 207

Meckel-Gruber Syndrom

Krankheitsbild

Seit 1822 bekannte, später auch als „Dysencephalia splanchnocystica" bezeichnete Fehlbildung.

Die Leitsymptome ergeben sich aus einer vielfältigen Varianz von:

– Mikrocephalus mit Encephalocele
– renalen und genitalen Fehlbildungen.

Enge Beziehungen sind zur Potter-Sequenz erkennbar [1, 2].

Klinik und anästhesiologische Besonderheiten

Häufig liegen bei den Patienten zusätzlich kardio-pulmonale Defekte (Herzvitien, persistierender Ductus arteriosus, Lungenhypoplasien) und chronische Leberveränderungen vor. Kiefer- und Gaumenspaltbildungen kommen gehäuft vor.

Anästhesiologische Maßnahmen werden u.a. zur Korrektur von Omphalocelen, intestinalen Malrotationen und zum Ductus-arteriosus Verschluß notwendig. Zu beachten sind dabei pulmonal-kardiozirkulatorische und renale Funktionsstörungen [3, 4]. Die Lebenserwartung dieser Patienten ist generell sehr kurz [2].

Literatur

1. Greenwood RD, Rosenthal A, Nadas AS (1976) Cardiovascular malformations associated with congenital anomalies of the urinary system. Observations in a series of 453 infants and children with urinary malformations. Clin Pediatr 15: 1101
2. Meckel S, Passarge E (1971) Encephalocele, polycystic kidneys, and polydactyly as an autosomal recessive trait simulating certain other

disorders: The Meckel syndrome. Ann Genet 14: 97
3. Müller MC (1984) Anesthesia for patients with renal dysfunction. Int Anesthesiol Clin 22: 169
4. Stehling LC, Furman EB (1980) Anesthesia for congenital anomalies of the genito-urinary system. In: Stehling LC, Zauder HL (eds.) Anesthetic Implications of Congenital Anomalies in Children. Appleton-Century-Crofts, New York, p 145

Median-cleft face Syndrome

Krankheitsbild

Ausgesprochen vielfältiger, überwiegend durch Spontanmutation bedingter Fehlbildungskomplex des Gesichtsschädels, der Kiefer- und der Ohrregionen; sogen.: „frontonasale Dysplasie-Sequenz" [1, 2, 4].

Klinik und anästhesiologische Besonderheiten

Nahezu alle Patienten bedürfen kieferchirurgischer Korrekturoperationen (genügende Menge an Blutpräparationen bereitstellen, großlumige Venenzugänge, auf eine operations- und anästhesie-gerechte Lagerung achten).

Bei der Prämedikation ist zu bedenken, daß es sich um mental und statomotorisch retardierte Patienten handelt. Auf interkurrente Atemwegsinfekte und die Notwendigkeit einer guten medikamentösen Ruhigstellung ist zu achten [1, 2, 4].

Die Möglichkeit einer hypophysären Funktionsminderung oder -störung besteht während der gesamten perioperativen Phase [5].

Literatur

1. Bömelburg T, Lenz W, Eusterbrock T (1987) Median cleft face syndrome in association with hydrocephalus, agenesis of the corpus callosum, holoprosencephaly and choanal atresia. Eur J Pediatr 146: 301
2. DeMeyr W (1967) The median cleft syndrome: Differential diagnosis of cranium bifidum, hypertelorism and median cleft of the nose, lip and palate. Neurology 17: 961
3. Roth B, Rose KG, Benz-Bohm G, Günther H (1983) Laryngo-tracheo-oesophagel cleft. Eur J Pediatr 140: 41
4. Sedano HO, Cohen MM, Jirazek J, Gorlin RJ (1970) Frontonasal dysplasia. J Pediatr 76: 906
5. Yaguik R et al. (1973) Anterior pituitary function in a neonate with craniofacial dysraphia. J Pediatr 83: 1090

Melnick-Fraser Syndrom (Branchio-oto-renales Syndrom = BOR-Syndrom)

Krankheitsbild

Erst 1975 als Entität erkannt, ist das BOR-Syndrom bei 2% aller tauben Patienten (Häufigkeit 1:40000 Neugeborene) zu finden. Es ist charakterisiert durch [1, 2]:

- Halsfisteln und -cysten
- Schwerhörigkeit (präauriculäre Fisteln, Ohrmuscheldysplasien)
- Nierenfehlbildungen (etwa 70% aller Patienten).

Klinik und anästhesiologische Besonderheiten

Bei 1 von 200 Neugeborenen mit präauriculärer Fistel liegt eine Schwerhörigkeit vor [2].

Die Diagnose eines BOR-Syndroms kann bei diesen Patienten durch eine Nierenfunktionsdiagnostik überprüft werden.

Verschiedenste kinderchirurgisch-urologische Eingriffe sind bei diesen Patienten erforderlich (u.a. Kiefer- und Gaumenkorrekturoperationen, Halsfistel-Exstirpationen).

Bei einer Halsfistelexstirpation müssen Fragen der operations- und anästhesietechnisch günstigsten Lagerung beachtet werden. Eine 20 Grad Oberkörperhochlagerung dient der Blutungs- und Luftembolie-Prophylaxe. Bei ausgedehnten cervicalen und paratrachealen Eingriffen muß mit reflektorischen Bradykardien, atemwegsnahen Schwellungszuständen und deren Folgen gerechnet werden [1].

Bei 4 eigenen Patienten verliefen Fentanyl-Halothan Narkosen ohne perioperative Probleme.

Etwa 6% der BOR-Syndrom Patienten entwickeln noch im Kindesalter eine Niereninsuffizienz [2].

Literatur

1. Katz J, Steward DJ (1987) Anesthesia and Uncommon Pediatric Diseases. WB Saunders, Philadelphia London Toronto, p 260
2. Melnick M, Bixler D, Silk K, Yune H, Nance W (1975) Autosomal dominant branchio-oto-renal dysplasia. Birth Defects Original Article Series XI (5): 121

Krankheitsbild

Ätiologisch unklare Kupferverteilungsstörung auf zellulärer Ebene (Häufigkeit 1:35000/Geburten; x-chromosomal rezessiver Erbgang) mit den Symptomen [1, 2, 6]:

- schwere zerebrale Degeneration im Säuglingsalter mit Krampfanfällen und Subduralergüssen
- Haar-, Haut- und Gefäßveränderungen
- niedrige Kupfer-/Coeruloplasminserum-Spiegel.

Klinik und anästhesiologische Besonderheiten

Häufig handelt es sich um Frühgeborene, die nach meist unauffälliger Neugeborenenperiode neurologisch auffällig werden (Entwicklungsverzögerungen und Krämpfe durch Subduralergüsse, ZNS-Gliosen und -Blutungen) [2, 3].

Berichtet wurden erhebliche Ernährungsprobleme, sowie frühzeitige Gefäß-, Haar-, Haut- und Schleimveränderungen.

Chirurgische Maßnahmen werden bei diesen Patienten zur Drainage von Subduralergüssen, zur Korrektur von gehäuft vorkommenden Leistenhernien und zu urologischen Operationen notwendig [1, 2, 3, 5].

Die Prämedikations- und Narkotika-Wahl sollte unter Berücksichtigung der zentralnervösen Behinderungen erfolgen. Bei den Patienten besteht eine ausgeprägte Neigung zur Hypothermie [1, 3].

Der postoperative Nahrungsaufbau kann problematisch sein (begleitende Infusionstherapie; gegebenenfalls zentralvenöser Zu-

Menkes-Syndrom (Kraushaar Syndrom, „Kinky-Hair"-Syndrom, Trichopoliodystrophie Syndrom)

gang zur hochkalorischen parenteralen Ernährung!).

Literatur

1. Billings DM et al. (1971) Kinky hair syndrome:
A new case and review. Am J Dis Child 121:
447
2. Daly WJ, Rabinovitch HH (1981) Urologic abnormalities in Menkes' syndrome. J Urol 126:
262
3. Danks DM, Cambell PE, Stevens BJ et al. (1972)
Menkes' kinky hair syndrome. Lancet 1: 1100
4. Kolb HJ, Guthoff T (1987) Klinische Aspekte
des Menkes-Syndroms. Monatsschr Kinderheilkd 135: 827
5. Leiber B, Olbrich G (1981) Die klinischen Syndrome. Urban-Schwarzenberg, München,
Bd.1, 6.Auflage, S682
6. Wiedemann HR, Grosse FR, Dibbern H (1982)
Das charakteristische Syndrom. Schattauer,
Stuttgart, 2.Aufl, S70

Mietens Syndrom

siehe unter: Blepharophimosis Syndrom

**Mikity-Wilson
Syndrom**

siehe unter: Bronchopulmonale Dysplasie

**Möbius Syndrom
(Hypoglossia-Hypo-
dactylie Syndrome)**

Krankheitsbild

Kongenitale doppelseitige Fazialislähmung
mit Beteiligung des VI. und VII.Hirnnerven,
sowie vielfältigen anderen Begleitanomalien
(u.a. der Hörorgane, der Gliedmaßen und
der Muskulatur) [3].

Nahe Beziehungen bestehen zu anderen Fehlbildungen des sogenannten „facial-limb disruptive spectrum" und zu den Fehlbildungsmustern des 1. und 2. Kieferbogens [1, 2, 4].

Klinik und anästhesiologische Besonderheiten

Mikrocephalie, geistige Retardierung und Mitbeteiligung anderer Hirnnerven sind häufig (Hör- und Schluckstörungen, Fütterungsprobleme, Aspirationen). Etwa 25% der Patienten zeigen therapiebedürftige orthopädische Behinderungen [5].

Bei vielen Patienten muß mit einer erhöhten Empfindlichkeit gegenüber Muskelrelaxantien gerechnet werden (Ursache: sekundärer Muskelschwund).

Nach der Extubation besteht die Gefahr einer sekundären respiratorischen Insuffizienz (Hypoplasie der Atemhilfsmuskulatur) [3].

Literatur

1. Kaplan P, Cummings C, Fraser FC (1976) A „community" of face-limb malformation syndromes. J Pediatr 89: 241
2. Poswillo D (1973) The pathogenesis of the first and second branchial arch syndrome. Oral Surg 35: 302
3. Smith DW (1982) Recognizable patterns of human malformation. WB Saunders, Philadelphia London Toronto, 3rd edition, p 168
4. Sugarman GI, Stark HH (1973) Möbius anomaly with Poland's anomaly. J Med Genet 10: 192
5. Taybi H (1982) Radiologie der Syndrome. Thieme, Stuttgart New York, S 190

Mohr Syndrom Typ I und II (Oral-facial-digitales Syndrom = OFD-Syndrom)

Krankheitsbild

Ein Erbsyndrom, das im weiblichen Geschlecht (Typ I; Häufigkeit 1:50000) und in ähnlicher Ausprägung auch bei männlichen Individuen vorkommen kann (Typ II). Als Charakteristika sind zu nennen [1, 2, 3, 4]:

- auffällige Facies
  (z. B.: Lidspaltenanomalien, breite Nasenwurzel, Gesichtsasymmetrien, Kieferhypoplasien, Dysodontie, Spaltbildung)
- Anomalien der Hände und Füße
  (Klino-, Brachy-, Syn- und Polydaktylien).

Klinik und anästhesiologische Besonderheiten

Sehr häufig geistige Retardierungen.

Bei dem variablen Fehlbildungsmuster wurden bisher zahlreiche Eingriffe (u. a. auch kieferorthopädisch-zahnärztlich) beschrieben [1, 2, 3, 4].

Hamartöse Veränderungen im intraoralen Bereich wurden beschrieben (Vorsicht, da Blutungsgefahr auch bei der Intubation und der Plazierung von gastro-intestinalen Sonden) [1, 3].

Anästhesiebedingte Komplikationsberichte liegen nicht vor.

Literatur

1. Gencik A, Gencikova A (1983) Mohr syndrome in two siblings. J Genet hum 31: 307
2. Leiber B, Olbrich G (1981) Die klinischen Syndrome. Urban-Schwarzenberg, München, Bd. 1, 6. Auflage

3. Melnick M, Shields Ed (1975) Orofaciodigital
   syndrome, Type I: A phenotypic and genetic
   analysis. Oral Surg 40: 599
4. Wiedemann HR, Grosse FR, Dibbern H (1982)
   Das charakteristische Syndrom. Schattauer,
   Stuttgart, 2.Auflage

siehe unter: chromosomale Aberrationen
            Down Syndrom

Mongolismus (Down-Syndrom, Trisomie 21)

Krankheitsbild

Morbus Gaucher

Häufigste Form der Lipoidosen mit verminderter Aktivität der Glukosylceramidase und intrazellulärer Speicherung von Glukosylceramid.

Im Gegensatz zur sogenannten adulten Verlaufsform (Typ I; nicht neuropathisch) kommt es bei den infantilen und juvenilen Formen der Erkrankung (Typ II und III) auch zur Lipoid-Speicherung im ZNS (daher auch Synonyme: Ganglosidose, Zerebrosidose). Typische Speicher- d.h. „Gaucher-Zellen" finden sich in Lungen, Leber, Milz, Skelettsystem und Bindegeweben [3].

Autosomal-rezessiver Erbgang: pränatale Diagnose möglich, biochemische Identifikation durch Fibroblasten- und Leukozytenenzymmuster, histologischer Diagnose durch Nachweis von typischen Speicherzellen im Knochenmark [1, 3].

Klinik und anästhesiologische Besonderheiten

Die infantile Verlaufsform ist unter den Zeichen:

- progredienter Zerebralabbau
- bronchopulmonale Infekte
- Hepatosplenomegalie (oft sekundäre Anämie)

rasch infaust [1, 2].

Bei der präoperativen Diagnostik ist auf die Blutbild- und Gerinnungswerte zu achten (Blut- und Thrombozytenpräparate sind bereitzustellen).

Eine retikuläre Zeichnung in der Rö-Thorax-Aufnahme kann ein Hinweis auf eine Lungenspeicherung sein. Zusammen mit einem Zwerchfellhochstand (Hepatomegalie!) führen diese Veränderungen meist zu erheblichen Einschränkungen der Lungenfunktion [4, 5]. Bei der Narkoseeinleitung ist mit einem hohen Aspirationsrisiko zu rechnen (der hohe intraabdominelle Druck sollte Anlaß zu entsprechenden Vorsichtsmaßnahmen sein!). Seltener finden sich Hinweise auf einen Aszites oder eine portale Hypertension.

Bei der Lagerung dieser Patienten muß an eine generell vermehrte Knochenbrüchigkeit gedacht werden. Unter Umständen sind bereits degenerative Gelenkveränderungen vorhanden, die zusätzliche Störungen (insbesondere eine verminderte Gelenkbeweglichkeit) verursachen [1].

Zentralbedingte Schluckstörungen stellen für die gesamte perioperative Phase ein Problem dar [2, 3].

Eigene Erfahrungen betreffen einen Patienten mit juveniler Verlaufsform, bei dem durch eine chronische Anämisierung, thrombopenische Hämorrhagien und eine sekundäre Leukopenie eine (Teil-)Splenektomie notwendig wurde. Der Allgemeinzustand des Patienten wurde durch eine monströse Hepatosplenomegalie, Aszites und eine schwere Lungenfunktionsstörung kompliziert. Nach anhaltender Oxygenierung, Ileuseinleitung, Neuroleptanästhesie mit maschineller Beatmung. Schwierige Respiratorentwöhnung und schließlich Extubation am 2. postoperativen Tag. Der weitere Verlauf war durch eine tödliche Luftembolie kompliziert (5. postoperativer Tag, mutmaßlich über einen zentralvenösen Katheter).

Literatur

1. Böhm N (1982) Kinderpathologie. FK Schattauer, Stuttgart New York, S 76
2. Dreborg St, Erikson A, Hagberg B (1980) Gaucher Disease-Norrbottnian Type. Eur J Pediatr 133: 107
3. Niessen KH (1987) Pädiatrie. Edition Medizin, VCH-Verlagsgesellschaft, Weinheim, S 399
4. Schneider EL, Epstein CJ, Kaback MJ, Brandes D (1977) Severe pulmonary involvement in adult Gaucher's disease: Report of three cases and review of the litteratur. Am J Med 63: 475
5. Wolson AH (1975) Pulmonary findings in Gaucher's disease. Am J Roentgenol Radium Ther Nucl Med 123: 712

Morbus Crouzon

siehe unter: Carpenter Syndrom und seltene Craniostenose-Syndrome

Morbus Osler (hereditäre hämorrhagische Telangiektasien)

Krankheitsbild

Autosomal-dominant auftretende Angiodysplasien mit sekundärer Bildung von arteriovenösen Verbindungen [1, 2].

Klinik und anästhesiologische Besonderheiten

Die Patienten fallen im Kleinkindesalter durch Teleangiektasien und akute oder chronisch-rezidivierende Blutungen (Epistaxis, Magen-Darmblutungen, Hämaturien) auf.

Bei neurologischen Symptomen (Krämpfen, Paresen, Seh-, Hör- und Sprachstörungen) muß an eine zentrale Beteiligung gedacht werden (Blutung, Druckerscheinungen) [1].

Nach Lungeneinblutungen kann es zu einer chronischen Hypoxämie mit Polycythämie, Bildung von Trommelschlegelfingern und der Entstehung einer pulmonalen Hypertonie kommen. Die Entwicklung von Leberzirrhosen wurde berichtet [1, 2].

Präoperativ sind Hypovolämien und schwere Anämien auszugleichen. Durch angiomartige Gefäßfehlbildungen kann es bei der Intubation (nasale Intubation relativ kontraindiziert!) und dem Plazieren von Absaugkathetern und Drainagesonden zu schweren Blutungen kommen [2].

Literatur

1. Schaumann B, Alter M (1973) Cerebrovascular malformations in hereditary hemorrhagic telangiectasia. Minn Med 56: 951
2. Stevens AJ (1983) Vorbereitung zur Anästhesie. Fischer, Stuttgart New York, S 206

siehe unter: Still'sche Erkrankung

Morbus Still

siehe unter: Fettstoffwechselstörungen

Morbus Tangier

siehe unter: Neurofibromatose

**M. v. Reckling-
hausen**

siehe unter: Mucopolysaccharidosen

**Morquino Syndrom
(Mucopolysaccha-
ridose IV)**

siehe unter: Kawasaki-Syndrom

**Mucocutanes
Lymphknoten-
Syndrom**

Krankheitsbild

**Mucopolysaccha-
ridosen
(MPS Typ I–VII)**

In einer Häufigkeit von 1:30000 Geburten
führen autosomal-rezessiv vererbte Defekte
lysosomaler Enzyme zu Störungen im Abbau verschiedener Mukopolysaccharide
(MPS; chemisch: Glykosaminoglykane; bio-
logisch: extrazelluläre Grundsubstanzen).
Die pathologisch vermehrten MPS-Moleküle
werden in verschiedenen Geweben und Organen (Schädel-, Gesichts-, Hornhaut- und
Hautbereich, Skelettsystem, Herz, Lungen,
Leber, Nervengewebe) abgelagert und vermehrt im Urin ausgeschieden. Nachfolgend

auszugsweise eine vereinfachte Klassifikation und die Nomenklatur [6]:

Typ	Name des Syndroms	Anomalien im Bereich von:		Skelettsystem
		Schädel Gesicht	Herz/Lungen u. a. Organen	
I H	Hurler	+ + +	+ + +	+ + +
I S	Scheie	+ +	+ +	+
(zuvor: V)				
II	Hunter	+ + +	+ +	+ +
III	Sanfilippo	+		+
IV	Morquino	+	+	+ + +
V (siehe bei I S)				
VI	Maroteaux-Lamy	+	+ + +	+ +
VII	b-Glucuronidase Defizienz	+	+ +	+ +

Klinik und anästhesiologische Besonderheiten

Mit unterschiedlicher, jedoch ab dem Kleinkindesalter rascher Progredienz stellen sich die Leitsymptome dieser Stoffwechselerkrankungen ein [1, 3, 8, 10]:

- psychomotorische Retardierung
- Gargoylismus mit Hornhauttrübungen, Kiefer-, Zungen- und Pharygnx-/Larygnx-Anomalien
- Skelettdeformitäten (im cervico-thorako-lumbalen Bereich; „Dysostosis multiplex")
- Herzklappen- und Koronaranomalien
- Hepatosplenomegalie
- Haut- und Gelenkveränderungen.

Anästhesiologisch bedeutsam sind [3, 4, 5, 6, 8, 9]:

- extreme Intubationsprobleme
  (durch Gesichts-, Kiefer-, Hals- und Larygnxanomalien, sowie eine große Blu-

tungsneigung im Bereich der oberen Atemwege, des Kehlkopfs und der Stimmbänder durch die Grunderkrankung (vulnerables Gewebe); „the worst airway problems in paediatric anaesthesia".

- Gefahr von Lagerungsschäden
- Herzfunktionsstörungen
- Neigung zur metabolischen Azidose
- Gefahr einer postoperativen Atemwegsobstruktion.

Empfohlen werden daher eine:

- kardiologische Vordiagnostik
- perioperative Infusionstherapie und Antibiotika-Gabe
- Prämedikation mit hochdosiertem Atropinanteil
- fibrooptisch unterstützte Intubation
- intraoperative Atemgasanfeuchtung und Zusatz von antiphlogistischen Präparaten
- Allgemein-Anästhesieverfahren mit erhaltener Spontanatmung
- Regionalanästhesie-Verfahren in Sedierung und O_2-Inhalation
- engmaschige Kontrollen des Säure-Basen-Status
- postoperative Intensivüberwachung

Schwere pharyngeale Blutungen nach wiederholten, vergeblichen Intubationsversuchen und postoperative Atemwegsobstruktionen waren wiederholt Anlaß für Notfall-Tracheotomien mit hoher Letalität [1, 2, 5].

Kontraindiziert sind stark negativ inotrop oder arhythmogen wirkende Medikamente.

Die postoperative Phase von MPS-Patienten kann durch ihre bronchopulmonale Infektanfälligkeit, die Neigung zu vielfältigen Störungen der Blutgerinnung und durch Lagerungsschäden kompliziert sein [5, 7, 8].

Literatur

1. Baines D, Keneally J (1985) Anaesthetic implications of mucopolysaccharidoses: a 15-year experience in a children's hospital. Anaesth Intensive Care 11: 198
2. Berthelsen P, Prytz S, Jacobsen E (1985) Two-stage fiberoptic nasotracheal intubation in infants: a new approach to difficult pediatric intubation. Anesthesiology 63: 457
3. Gröbe H (1982) Mucopolysaccharidosen Deutsches Ärzteblatt 79: 29
4. Jones AEP, Croley TF (1979) Morquio syndrome and anesthesia. Anesthesiology 51: 261
5. Kempthorne PM, Brown TCK (1983) Anaesthesia and the mucopolysaccharidoses: a survey of techniques and problems. Anaesth Intensive Care 11: 203
6. King DH, Jones RM, Barnett MB (1984) Anaesthetic considerations and the mucopolysaccharidosis. Anaesthesia 39: 126
7. Kirkinshaw KJ (1975) Anaesthesia in a patient with an unstable neck – Morquio's syndrome. Anaesthesia 30: 46
8. Logan RW (1980) The mucopolysaccharidoses-classification and detection. Health Bull 38: 84
9. Sjogren H, Pedersen T (1986) Anaesthetic problems in Hurler-Scheie syndrome. Report of two cases. Acta Anaesthesiol Scand 30: 484
10. Wolley MM, Morgan S, Hays DM (1967) Heritable disorders of connective tissue. Surgical and anesthetic problems. J Pediat Surg 2: 325

Krankheitsbild

Sehr variables Krankheitsbild mit unklarem Erbmodus und den Charakteristika:

- hypophysäres Adenom
- Neurofibrome im Bereich des Gesichtes (Augenlider, Lippen, Zunge), der Nasengänge, des Laryngx und des Intestinums
- medulläres Schilddrüsencarcinom (30–50%)
- Phäochromocytom (50%; bei MEN II bis 75% vorkommend) [2, 5, 6].

Sehr selten auch andere Katecholamin-produzierende Tumoren [6].

Klinik und anästhesiologische Besonderheiten

Bei beiden Formen des MEN-Syndroms kommt einer umfangreichen präoperativen Diagnostik die allergrößte Bedeutung zu.

Beim Werners Syndrom finden sich neben den o. gen. Auffälligkeiten auch verschiedene Hypophysentumoren, Insulinome und Carcinoide des Bronchialsystems. Im Falle eines zusätzlichen Hyperparathyreoidismus kann es zu Hypercalcämien, Herzrythmusstörungen, Magenulcera, Nierensteinen, Nierenfunktionsstörungen und rezidivierenden hypoglykämischen Krisen kommen [2, 3, 5, 6, 7, 8].

Beim Vorliegen eines Phäochromocytoms ist in der Regel präoperativ eine medikamentöse alpha- (u. U. auch beta-) Sympathikolyse notwendig. Zur Klärung der Frage, ob der adrenerge oder der noradrenerge Tumoranteil überwiegt, kann das Katechol-

Multiples Endokrinopathie-Syndrom
(Multiple endokrine Metaplasie:
Typ MEN I
= Werner Syndrom
Typ MEN II
= Sipple Syndrom)

aminmuster im 24 Std.-Sammelurin des Patienten bestimmt werden. Bei Katecholamin-produzierenden Tumoren (Phäochromocytom, Neuroblastom, Ganglioneurom) wird zusätzlich eine kräftige Sedierung empfohlen [4].

Bei der Narkoseeinleitung sind alle Stressoren (Hypotension, Hypoxie u.a.) wegen der Gefahr einer weiteren Katecholamin-Ausschüttung zu vermeiden. Neben der Anästhesietechnik (Neuroleptanästhesie) ist eine gut dosierte und gesteuerte Infusionstherapie wesentlich (den Patienten droht nach Wegfall des erhöhten Sympathikotonus durch ihre maskierte Hypovolämie eine schwere Hypotension) [1, 7].

Gute Erfahrungen wurden offenbar auch mit einer N_2O-/O_2-Methoxyfluran-Anästhesie, kompetitiver Muskelrelaxierung und dem Einsatz von Natrium-Nitroprussid (zur kontrollierten Hypotension bei hypertensiven Phasen während der Tumorpräparation) gemacht [1, 3, 4].

Nach der Tumorentfernung und unmittelbar postoperativ ist auf eine adäquate Infusionstherapie zur Prophylaxe hypotensiver Blutdruckphasen zu achten [1].

Für den seltenen Fall eines Insulinoms (und einer Pankreatektomie) sei auf die erst kürzlich mitgeteilten anästhesiologisch-perioperative Erfahrungen hingewiesen [9].

Literatur

1. Abel M, Struck E, Schindera F, Deilmann M, Birmelin M (1983) Die perioperative Therapie beim kindlichen Phäochromocytom. Anästh Intensivther Notfallmed 18: 265
2. Frank K, Raue F, Gottswinter J, Heinrich U,

Meybier H, Ziegler R (1984): Importance of early diagnosis and follow-up in multiple endocrine neoplasia (MEN II B) Eur J Pediatr 143: 112
3. Gorlin RJ, Sedano HO, Vickers RA, Cervenka J (1968) Multiple mucosal neuromas, pheochromocytoma and medullary carcinoma of the thyroid-a syndrome. Cancer 22: 293
4. Roizen MF (1984) Endocrine abnormalities and anesthesia: implications for the anesthesiologist. ASA Refresher Courses, JB Lippincott, Philadelphia, No 12
5. Schimke RN, Hartmann WH, Prout TE, Rimoin DL (1968) Syndrome of bilateral pheochromocytoma, medullary thyroid carcinoma and multiple neuromas. N Eng J Med 279: 1
6. Steiner AL, Goodman AD, Powers SR (1968) Study of a kindred with pheochromocytoma, medullary thyroid carcinoma, hyperparathyroidism and Cushing's disease: multiple endocrine neoplasia type 2. Medicine 47: 371
7. Vorhees ML (1979) Disorders of the adrenal medulla and multiple endocrine adenomatoses. Pediatr Clin North Am 26: 209
8. Wermer P (1963) Endocrine adenomatosis and peptide ulcer in a large kindred: inherited multiple tumors and mosaic pleiotropism in man. Am J Med 35: 205
9. Yamashita M, Tsuneto S (1987) Anesthesia for an Infant with Severe Hyperinsulinism Treated by Pancreatectomy. Anesthesiology 67: 985

Krankheitsbild

Mukoviszidose

Autosomal-rezessive Erbkrankheit (Häufigkeit 1:2000; häufig letaler Ausgang in der Jugend) mit Funktionsstörungen verschiedener exokriner Drüsen.

Die Ätiopathogenese ist noch weitgehend unklar (ein ziliotoxischer Faktor und ein Na-Reabsorptions-Inhibitorfaktor wurden im Serum von Mukoviszidose-Patienten gefunden). Es finden sich eine [1, 6]:

- chronisch-obstruktive Lungenerkrankung mit rezidivierenden Superinfektionen
- Pankreasinsuffizienz

und folgende Sekretveränderungen:

- erhöhte NaCl-Konzentration im Schweiß
- eingedickte Pankreas-, Leber- und Speicheldrüsensekrete
- eine erhöhte Viskosität des Schleims im Respirations- und Intestinaltrakt.

Klinik und anästhesiologische Besonderheiten

Im Neugeborenen- und Säuglingsalter ist das Krankheitsbild des Mekoniumileus (intestinale Perforation mit Peritonitis) oft Hinweis auf eine Mukoviszidose [4].

Mit zunehmendem Alter stehen destruktive Lungenveränderungen mit rezidivierenden Superinfektionen (Pneumonien), die Folgen einer exokrinen Pankreasinsuffizienz (Verdauungsprobleme, Resorptionsdefekte) und eine Leberinsuffizienz im Vordergrund. Zur präoperativen Vorbereitung gehören [2, 5]:

eine Korrektur aller Flüssigkeits-, Elektrolyt- und Säure-Basen-Störungen. Bestehende Lungeninfektionen sind durch Antibiotika-Gaben, Physiotherapie und Medikationen mit Bronchodilatoren, Aerosolen, Mukolytika bestmöglichst zu sanieren.

Bei einer bereits eingetretenen sekundären kardialen Schädigung (Myokardinsuffizienz) sollten Digitalis- und Diuretika-Medikationen perioperativ weitergeführt werden. Über die Anwendung von Atropin in der Prämedikation sind die Ansichten geteilt. Es ist zu beachten, daß durch die Gabe von sedierenden Medikamenten der Atemantrieb nicht zu stark beeinträchtigt werden darf.

Durch erhöhte Atemwegswiderstände, eine hohe funktionelle Residualkapazität und Ventilations-Perfusionsstörungen in den verschiedenen Lungenbereichen drohen auch intraoperativ Hypoxämien und Hyperkapnien. Gefährlich sind Situationen mit einer gesteigerten Rechtsherzbelastung (nachfolgend akute Herzinsuffizienz oder schwere Herzrhythmusstörungen möglich) [3].

Auf eine ausreichende intraoperative Hydrierung der Patienten ist zu achten (Anfeuchtung der Atemgase, Bronchialtoilette mit NaCl-Spülungen, Infusionstherapie).

Bei Patienten in fortgeschrittenen Erkrankungsstadien besteht unter Narkosebeatmung die Gefahr eines Pneumothorax [5].

Postoperativ sollte frühestmöglich mit Physiotherapie begonnen werden.

Literatur

1. Böhm N (1984) Kinderpathologie. FK Schattauer, Stuttgart New York, S 88
2. Lamberty JM, Rubin BK (1985) The management of anaesthesia for patients with cystic fibrosis. Anaesthesia 40: 448
3. Moss AJ (1982) The cardiovascular system in cystic fibrosis. Pediatrics 70: 728
4. Park RW, Grand RJ (1981) Gastrointestinal manifestation of cystic fibrosis: a review. Gastroenterology 81: 1143

5. Schuster SR, McLaughlin FJ, Mathews WJ Jr et al. (1983) Management of pneumothorax in cystic fibrosis. J Pediatr Surg 18: 492
6. Wilmott RW, Tyson SL, Dinwiddie R et al. (1983) Survival rates in cystic fibrosis. Arch Dis Child 58: 835

MURCS-Assoziation

Krankheitsbild

Charakterisiert durch das Zusammentreffen von:

- cervicalen Wirbelanomalien (80% zwischen C 5 und Th 1)
- urogenitalen Dysplasien (Entwicklungsstörungen der Müller'schen Gänge).

Als assozierte Fehlbildungen wurden Gesichts-, Ohr- und Kieferanomalien sowie gastrointestinale Anomalien beschrieben [2].

Auf die engen Beziehungen zum Klippel-Feil-Phänotypus und zur VATER-/VACTERL-Assoziation wurde wiederholt hingewiesen [1].

Klinik und anästhesiologische Besonderheiten

Die präoperative Diagnostik sollte auf Nierenfunktionsstörungen achten.

Möglich sind Intubationsprobleme und Lagerungsschäden durch ossäre Fehlbildungen.

Berichte über anästhesiespezifische Komplikationen lagen nicht vor [2].

Literatur

1. Duncan PA, Shapiro LR (1979) MURCS and VA-TER associations: Vertebral and genitourinary malformations with distinct embryologic pathogenetic mechanisms. Teratology 19: 24
2. Smith DW (1982) Recognizable patterns of human malformation. WB Saunders, Philadelphia London Toronto, 3rd edition, p 520

Myasthenia gravis

siehe unter: Kongenitale neuromuskuläre und muskuläre Erkrankungen

Myotonia congenita (Thompson-Krankheit)

siehe unter: Kongenitale neuromuskuläre und muskuläre Erkrankungen

Nail-patella Syndrom (Hereditäre Osteo-Onychodysplasie)

Krankheitsbild

Die ossären und nicht-ossären Anomalien lassen sich als regionale mesenchymale Hyper- und Hypoplasien beschreiben.
 Leitsymptome sind [2, 3, 4]:

- hypoplastische, brüchige Finger- und Fußnägel
- Hypoplasie der Ellbogengelenke
- Exostosen (Os ileum) und Kammbildungen
- Aplasie/Hypoplasie der Patella.

Als Begleitfehlbildungen wurden Augendefekte, muskuläre Hypoplasien und eine abakterielle Nephropathie beschrieben [1].

Klinik und anästhesiologische Besonderheiten

Minderwüchsige, z. T. durch Gangfehler auffällige Patienten. Auf Nierenfunktionsstörungen (Proteinurie, nephrotisches Syndrom, Niereninsuffizienz) ist bei der präoperativen Diagnostik zu achten [1, 3].

Bei der Prämedikationswahl sind mentale Retardierungen und die Neigung zu psychotischen Zuständen zu berücksichtigen.

Postoperativ sind besonders Patienten mit Muskelhypotonie und kyphotischen Skelettdeformitäten durch eine respiratorische Insuffizienz gefährdet [5].

Literatur

1. Benett WM et al. (1973) The nephropathy of the nail-patella syndrome: Clinicopathologic analysis of 11 kindreds. Am J Med 54: 304
2. Bernstein J, Kissane JM (1978) Hereditary nephritis. In: Edelmann CM Jr (ed) Pediatric Kidney Disease. Little-Brown, Boston, p 571
3. Lucas GL, Opitz JM (1966) The nail-patella syndrome. Clinical and genetic aspects of 5 kindreds with 38 affected family members. J Pediatr 68: 273
4. Simila S, Vesa L, Wasz-Hockert O (1970) Hereditary onycho-osteodysplasia (the nail-patella syndrome) with nephrosis-like renal disease in a newborn boy. Pediatrics 46: 61
5. Smith DW (1982) Recognizable patterns of human malformation. WB Saunders, Philadelphia London Toronto, 3rd edition, p 316

Krankheitsbild

**Neonatale
Atemnotsyndrome**

In der Neonatalperiode kann es durch vielfältige:

- zentralnervöse
- laryngotracheale
- bronchiale
- pulmonale
- kardiovaskuläre

Fehlbildungen und Funktionsstörungen zu einer respiratorischen Insuffizienz kommen.

Folgende Faktoren sind pathogenetisch häufig bedeutsam [4, 5, 6, 7]:

- ein Surfactant-Mangel (bei 14% aller Frühgeborenen und 1% aller reifen Neugeborenen vorkommend)
- die Folgen einer schweren peripartalen Asphyxie (Hirnödem, Hirnblutungen)
- Herzvitien, vaskuläre und sonstige Fehlbildungen
- Aspirationen (bei 1–3% aller Neugeborenen)
- akute Lungenblutungen (vorwiegend bei Früh- und Mangelgeborenen bis 4%)
- extraalveoläre Luftansammlungen (spontan bei etwa 1%, unter Beatmungstherapie bei 11–33% der Patienten beschrieben)
- pathologische Kreislaufverhältnisse (Hyperviskositätssyndrom, pathologische Shunts, persistierende fetale Zirkulation, Herzinsuffizienz, Schockzustände, persistierender Ductus).

Klinik und anästhesiologische Besonderheiten

Die Indikation für den Einsatz einer Atemhilfen bzw. eines maschinellen Beatmungsverfahrens ergibt sich aus der Synopsis von Symptomen, Labor- und Blutgaswerten, Röntgenbefunden und dem Verlauf.

Bei einem Neugeborenen kündigen folgende Werte ein therapiebedürftiges Atemversagen an:

- $paCO_2$ unter 50 mmHg bei $FiO_2 = 0,6$ oder
- pCO_2 über 80 mmHg oder
- Apnoen über 20 sec Dauer.

Als häufige Operationsindikationen bei beatmeten Früh- und Reifgeborenen sind zu nennen [2, 6, 7]:

a.) Ligatur eines persistierenden Ductus arteriosus Botalli
b.) kongenitale Zwerchfellhernien (Enterothorax)
c.) abdominelle Fehlbildungen (u. a. Gastroschisis, Omphalocele, Darmanomalien)
d.) intestinale Perforationen (z. B. nach Mekoniumileus und nekrotisierender Enterocolitis)
e.) Ösophagusatresien und andere Fehlbildungen im Bereich der oberen Atemwege
f.) inguinale Herniationen.

Die Dringlichkeit des Eingriffs ist gegenüber den Vorteilen einer präoperativen intensivmedizinischen Stabilisierungsbehandlung im Einzelfall abzuwägen [1, 2, 6].

Für die anästhesiologische Beurteilung

des Patienten sind neben den Neonataldaten auch folgende Details des Beatmungsverfahrens notwendig:

- O_2-Zufuhr (Dauer und Konzentration)
- CPAP-Atemhilfen (nasal, pharyngeal, tracheal)
- IPPV- oder IMV-Technik
- Hochfrequenzbeatmungstechniken (Jet-HF- oder HF-Oscillator-Beatmung)
- ECMO (extracorporale Membranoxygenierung).

Wegen der engen gegenseitigen Beeinflussung der verschiedenen Vitalfunktionen sind die Angaben zur respiratorischen Situation des Patienten durch folgende Daten zu kompletieren [2, 5, 6]:

- kardiologische Untersuchungsbefunde und Herz-Kreislauf-wirksame Medikationen
- aktuelle Infusions- und Diuresebilanzen, Nierenfunktionsdaten
- hämatologisch-gerinnungsphysiologische Werte, Säure-Basen- und Elektrolyt-Status.

Verschiedene intra- und postoperative Erfahrungen zu den vorgenannten Krankheitsbildern lassen sich wie folgt zusammenfassen:

zu a.): Möglich ist eine primäre oder eine nach erfolgloser Indometacin-Therapie vorgenommene Ductusligatur. Im Rahmen der operativen Maßnahmen drohen [3]:

- Obstruktionen der großen Atemwege (z.B. durch das eingesetzte Operationsinstrumentarium oder durch Sekretverlegung)

- passagere Bradykardien (Vagus-Reize)
- Hypotension (z. B. V. cava-Kompression)
- zentrale Blutungen (gehäuft zu befürchten bei: plötzlichen Blutdruckanstiegen, intraoperativer Hypoventilation oder anhaltender Hypotension).

Nach erfolgreicher Operation meist rasche Respiratorentwöhnung möglich.

zu b.): Für die Prognose ist die Minimierung des Barotraumas (schonende Primärversorgung) und eine kardizirkulatorische Stabilisierung (im Rahmen der präoperativen Intensivbehandlung) sehr wesentlich.

Alle Maßnahmen sollten auch die Prophylaxe eines PFC-Syndroms („persistent fetal circulation") berücksichtigen [1, 5].

Weitere Empfehlungen lauten:

- früher Einsatz von Katecholaminen; gegebenenfalls Kreislaufrestitution auch mit Noradrenalin versuchen
- Zurückhaltung mit sogenannten pulmonalen Vasodilatoren Typ Priscol
- nur minimaler Sog an den Thoraxdrainagen wegen der Gefahr eines Pneumothorax der postoperativ zwar entfalteten aber weiterhin hypoplastischen Lungen [1, 4].

zu c.) und d.): Präoperativ gute Gefäßzugänge sichern (u. U. bereits vor Operationsbeginn in Narkose zentralen Venenkatheter plazieren), da mit einer hohen interstitiellen Flüssigkeitssequestration und einer schweren Hypotension gerechnet werden muß (hoher Infusionsbedarf; eventuell früher intraoperativer Dopamin-Einsatz notwendig). Antibiotische Medikation ausreichend breit wählen!

Postoperativ hochkalorische parenterale

Ernährung. Je nach dem Ausgangsbefund (Op.-Situs!) und dem gewählten Operationsverfahren

- Lokalisation und Anzahl von primären Enteroanastomosen
- resezierte Darmabschnitte
- Lokalisation, Art und Anzahl der Anus praeter-Ausleitungen

langsamer, dem postoperativen Verlauf adaptierter enteraler Nahrungsaufbau. Zu beachten sind: Beginn, Menge, Osmolalität und Frequenz sowie Umfang der Steigerungsschritte [2].

zu e.): Wegen der Möglichkeit einer akuten medikamentenbedingten Thoraxrigidität sind Morphinderivate zur Narkoseeinleitung äußerst gefährlich. Intraoperativ ist durch Sekrete, Blut und mechanische Kompression eine Verlegung der Atemwege leicht möglich (Überwachungshilfe: ein an der nach unten gelagerten, lateralen Thoraxseite plaziertes Stethoskop).

Auch bei einem guten Allgemeinzustand postoperativ umgehend Rö-Thorax Kontrolle: nicht selten postoperativ Atelektasenbildung (Lagerungsbehandlung, Bronchialtoilette, Physiotherapie). Parenterale Ernährung und kontinuierlicher enteraler Nahrungsaufbau über Magen- bzw. Duodenalsonde [2, 6, 7].

Auf die Zeichen einer Anastomoseninsuffizienz achten (z. B.: auffällige Blutbildveränderungen, Speichelbeimengungen in den Sekreten der Wunddrainage, Hilusverbreiterung in den Rö-Thorax-Verlaufskontrollen, Respiratorabhängigkeit).

Nach Abschluß der Wundheilung Rö-Kontrastdarstellung des Ösophagus, oraler

Nahrungsaufbau, Ösophago- und Tracheo-Bronchoskopie. Nachfolgend gegebenenfalls Ösophagusbougierungsbehandlung in Allgemeinnarkose (zunächst in etwa 2- bis 4/8-wöchigen Abständen).

Häufig Fütterungsprobleme mit Atemstörungen (Aspirationen) und stridoröse Atmung („weiche Trachea").

Frühe Elternanleitung sehr wichtig.

Literatur

1. Abel M, Blum Ch, Pringsheim W, Ortlieb H, Waldmann D (1986) Die Primärversorgung respiratorisch insuffizienter Neugeborener mit kongenitalem Zwerchfelldefekt. Anästh Intensivther Notfallmed 21: 280
2. Filston HC, Izant Jr RJ (1985) The surgical neonate. Appleton-Century-Crofts, Norwalk Connecticut, 2nd edition. p 93
3. Loomis JC (1982) Patient ductus ligation and heart failure. In: Stehling LC (ed) Common problems in pediatric anesthesia. Year Book Medical Publishers, Chicago London, p 43
4. Menzel K (1983) Neonatologische Intensivbetreuung. Thieme, Stuttgart New York, S 47
5. Udassin R, Zamir O, Peleg O, Lernau OZ (1987) Coexisting left diaphragmatic hernia and esophageal atresia. Pediatr Surg Int 2: 301
6. Vaughan VC, McKay RJ, Nelson WE (eds) (1975) Nelson Textbook of Pediatrics. WB Saunders, Philadelphia, London Toronto, 10th edition, p 1690
7. Wille L, Obladen M (1981) Neonatal Intensive Care. Springer, Berlin Heidelberg New York, p 72

Krankheitsbild

Autosomal-dominanter Erbgang mit hohem Anteil an Spontanmutationen (Häufigkeit 1 : 3000). Charakteristisch sind [5]:

- „cafe au lait"-Flecken
- neurofibromatöse Tumoren in vielfältiger Lokalisation
- häufiges Vorkommen von Zweittumoren (z. B. ZNS-Tumoren, Phäochromocytome)
- Skelettdeformitäten.

Bei 10–15% der Patienten wurden mentale Retardierungen beschrieben.

Das Krankheitsbild verläuft bei weiblichen Patienten gravierender.

Klinik und anästhesiologische Besonderheiten

Bei sehr jungen Patienten ist für die obligate kranielle CT-Untersuchung (Ausschluß von intrakraniellen Tumoren) eine adäquate Sedierung notwendig.

Vor operativen Eingriffen sollte eine EEG-Ableitung, eine abdominelle US-Diagnostik, wiederholte Blutdruckkontrollen (z. B. Nierenarterienanomalien) und bei Verdacht auf einen katecholaminproduzierenden-Tumor auch eine Vanillinmandelsäure-Bestimmung im Urin vorgenommen werden [8, 9]. Beim Vorliegen einer ZNS-Mitbeteiligung ist die Krampfschwelle erniedrigt (antikonvulsive Medikation berücksichtigen; bei fieberhaften Erkrankungen rechtzeitig antipyretische Maßnahmen ergreifen!) [5, 9].

Nicht selten finden sich Neurofibrome in atemwegsnaher Lokalisation. Sie können

Neurofibromatose (M. v. Recklinghausen)

dann Ursache von bedrohlichen Intubationshindernissen sein oder eine direkte Atemwegskompression verursachen [2, 3, 7]. In diesen Fällen ist eine präoperative CT-Untersuchung zu erwägen und eine Bronchoskopie-Bereitschaft bei Narkosebeginn vorzuhalten [1]. Eine weitere Einschränkung ihrer respiratorischen Reserven droht diesen Patienten durch chronische bronchopulmonale Infekte, destruierende Lungenparenchymveränderungen und die Ausbildung einer Kyphoskoliose.

Auf kardiozirkulatorische Komplikationen wurde in kasuistischen Darstellungen hingewiesen [5, 7, 8].

Bei der Auswahl des Anästhesieverfahrens müssen Leber- und Nierenwerte beachtet werden. Mit einer allgemein verlängerten Wirkung von Muskelrelaxantien ist zu rechnen [9].

Literatur

1. Abel M (1985) Notfallmedizinische und anästhesiologische Aspekte der Neurofibromatose im Kindesalter. Anästh Intensivther Notfallmed 20: 76
2. Chang-Lo M (1977) Laryngeal involvement in von Recklinghausen's disease: a case report and review of the literature. Laryngoscope 87: 435
3. Cohen SR, Landing BH, Isaacs H (1978) Neurofibroma of the larynx in a child. Ann Otol Rhinol Laryngol 87: 29
4. Fienman NL, Yakovac WC (1970) Neurofibromatosis in childhood. J Pediatr 76: 339
5. Fisher MM (1975) Anaesthetic difficulties in neurofibromatosis. Anaesthesia 30: 648
6. Gibbs NM, Taylor M, Young A (1957) Von Reck-

linghausen's disease in the larynx and trachea of an infant. J Laryngol Otol 71: 626
7. Krishma G (1975) Neurofibromatosis, renal hypertension and cardiac dysrhythmias. Anesth Analg 54: 542
8. Mena E, Bookstein JJ, Holt JF, Fry WJ (1973) Neurofibromatosis and renovascular hypertension in children. Am J Roentgenol Radium Ther Nucl Med 118: 39
9. Yamashita M, Matsuki A, Oyama T (1977) Anaesthetic considerations on von Recklinghausen's disease (multiple neurofibromatosis). Anesthesiology 26: 317

Noonan-Syndrom („Turner-like" Syndrome)

Krankheitsbild

Mißbildungskomplex mit regelrechtem Chromosomenstatus und Symptomähnlichkeit zum Ulrich-Turner Syndrom („Turner-like" syndrome without X-chromosome abnormality). Eine x-chromosomal dominante Vererbung, familiäres Auftreten in 3 aufeinanderfolgenden Generationen und eine geschätzte Häufigkeit von 1:8000 wurden berichtet [4].

Die Leitsymptome sind [2, 3, 4]:

– mentale Entwicklungsstörungen
– Zahn-, Kiefer- und Gesichtsschädel-Anomalien
– Herzfehlbildungen
– Kryptorchismus.

Klinik und anästhesiologische Besonderheiten

Präoperativ sind neben den üblichen Untersuchungen ein Gerinnungsstatus und eine kardiopulmonale Funktionsdiagnostik zu empfehlen.

Häufig kommen Wirbelsäulen-Deformitäten mit pulmonalen Funktionseinschränkungen und einer Neigung zu bronchopulmonalen Infekten vor [4].

Bei einem Patienten kam es wiederholt zu lebensbedrohlichen gastrointestinalen Blutungen aus varikösen Gefäßdysplasien [5]. Durch Anomalien des intestinalen Lymphgefäßsystems muß bei entsprechenden Symptomen auch an eine proteinverlierende Enteropathie gedacht werden.

Nach neueren Mitteilungen und auch durch eine eigene Beobachtung gestützt scheinen bei einem Teil der Patienten Faktor XI-Mangel Koagulopathien vorzukommen [1].

Literatur

1. Kitchens CS, Alexander JA (1983) Partial deficiency of coagulation factor XI as a newly recognized feature of Noonan syndrome. J Pediatr 102: 224
2. Noonan JA, Ehmke DA (1963) Associated non-cardiac malformations in children with congenital heart disease. J Pediatr 63: 469
3. Pearl W (1977) Cardiovascular anomalies in Noonan's syndrome. Chest 71: 677
4. Reither M, Schwanitz G, Eschenbacher HK (1974) Das Noonan-Syndrome. Klinische und zytogenetische Untersuchungen unter besonderer Berücksichtigung cardiologischer Befunde. Klin Pädiatr 186: 325
5. Struck E, Nöldge G, Forster J (1982) Darmblutungen aus intestinalen Hämangiomen. Eine neue Komplikation des Noonan-Syndroms. Klin Pädiatr 194: 120

Oculo-cerebro-renales Syndrom

siehe unter: Zellweger Syndrom

Oculo-dento-digitales Syndrom (Oculodentale Dysplasie)

siehe unter: Blepharophimosis Syndrom

Opitz Syndrom Opitz-Frias Syndrom

siehe unter: Aarskog Syndrom und Noonan-ähnliche Syndrome

Oral-facial-digitales Syndrom (OFD-Syndrom Typ I OFD-Syndrom Typ II)

siehe unter: Mohr Syndrom

Osteitis fibrosa cystica

siehe unter: McCune Albright Syndrom

Osteogenesis imperfecta

Krankheitsbild

Genetisch heterogene Bindegewebserkran-kung mit den Hauptformen:

- Osteogenesis imperfecta congenita
- Osteogenesis imperfecta tarda

mit 5 verschiedenen Subtypen unterschiedlicher Erkrankungsschwere [6].

Sie tritt mit einer Häufigkeit von 4–7: 100000 auf; d.h. in der BRD gibt es etwa 3000–4000 Erkrankte [8, 10].

Als Folge einer gestörten Osteoblastenaktivität kommt es zu einer fehlerhaften endostalen und periostalen Ossifikation.

Sehr variabel ausgeprägte Hauptsymptome der Erkrankung sind eine [1]:

- stark erhöhte Frakturbereitschaft und eine
- Neigung zu Skelettdeformierungen.

Es resultieren:
- Minderwuchs
- EEG-Auffälligkeiten
- Schilddrüsenfunktionsstörungen
- Gerinnungsstörungen (häufig: Thrombozyopathien)
- vielfältige Veränderungen an Skleren, Zähnen, Sehnen, den verschiedenen Hautschichten und nervalen Geweben.

Klinik und anästhesiologische Besonderheiten

Der Anästhesist wird bei der Behandlung von pathologischen Frakturen (Notwendigkeit korrigierender Osteotomien) häufig wiederholt mit einem OI-Patienten konfrontiert [5, 10].

Präoperativ sollte ein genauer Status erhoben werden (besonders wichtig: Körpertemperatur, Zahn- und Kieferbefunde, kardiopulmonale Belastbarkeit, Daten zur Blutgerinnung, Elektrolyt-, Blutzucker- und Säure-Basen-Werte) [1, 3, 4, 5, 7].

Zur Prämedikation sollte auf Atropin verzichtet werden; Succhinylcholin ist obsolet. Wiederholt kam es bei OI-Patienten intraoperativ zu hyperpyretischen Reaktionen (maligne Hyperthermie-Äquivalente), unklaren metabolischen Azidosen und pathologischen Frakturen (durch traumatische Lagerung oder allein durch den Druck der Blutdruckmanschette [2, 9].

Gute Erfahrungen liegen für Ketamine bei Kurzzeiteingriffen vor [6].

Auf eine pathologische Blutungsneigung von OI-Patienten nach herzchirurgischen Eingriffen wurde hingewiesen [3].

Durch die häufig schwere skoliotische Deformierung der Wirbelsäule (Kombination mit vorbestehenden pulmonalen Ventilations-Perfusions-Anomalien besonders in der frühen postoperativen Phase) ist auf Hypoxämien zu achten (eine postoperative Intensivüberwachung ist generell indiziert).

Wegen ihrer hypotrophen Atemmuskeln müssen OI-Patienten gelegentlich auch nach kürzeren Eingriffen nachbeatmet werden [5, 6, 7].

Im Falle einer notwendigen parenteralen Ernährung sollte der relativ hohe Kalorienbedarf der OI-Patienten berücksichtigt werden [2].

Literatur

1. Cole WHJ (1983) Anaesthesia and Osteogenesis imperfecta. Even Break, Osteogenesis Imperfecta Foundation, USA, p 7
2. Cropp GV, Myers DN (1972) Physiological evidence of hypermetabolism in osteogenesis imperfecta. Pediatrics 49: 375
3. Falvo FA, Klain DB, Korauss AN, Root L, Auld P (1973) Pulmonary function studies in osteo-

genesis imperfecta. Am Rev Respir Dis 108: 1258

4. Hathaway WE, Johnson CC, Oh JE (1970) Abnormalities of platelet function in osteogenesis imperfecta. Clin Res 18: 209

5. Loeber NV (1982) Sofield Osteotomy and Osteogenesis Imperfecta. In: Stehling LC (ed) Common problems in Pediatric Anesthesia. Year Book Medical Publishers, Chicago London, p 206

6. Oliverio RM (1973) Anesthetic management of intramedullary nailing in osteogenesis imperfecta. Report of a case. Anesth Analg 52: 232

7. Sadat-Ali M, Sankaran-Kutty M, Adu-Gyamfi Y (1986) Metabolic acidosis in osteogenesis imperfecta. Eur J Pediatr 145: 324

8. Silence DO, Senn A, Danks DM (1979) Genetic Heterogenity in Osteogenesis Imperfecta. J Med Gen 16: 101

9. Solomons CC, Yers DN (1973) Hyperthermia of osteogenesis imperfecta and its relationships to malignant hyperthermia. In: Gordon RA, Britt BA, Kalow W (eds) International Symposium on Malignant Hyperthermia. CC Thomas, Springfield

10. Ternes ML, Pontz BF (1987) Kinder mit Osteogenesis imperfecta. der Kinderarzt 18: 769

Patau Syndrom (Trisomie 13)	siehe unter: Chromosomale Aberrationen
Pena-Shokeir Syndrome	siehe unter: Cerebro-oculo-facial-skeletale Syndrome (COFS-Syndrome)

Krankheitsbild

Der pulmonale Gefäßwiderstand nimmt postpartal im Rahmen der physiologischen Anpassungsreaktion an das extrauterine Leben rasch ab und ermöglicht so den Beginn des pulmonalen Kreislaufes und Gasaustausches [2, 3, 7].

Beim idiopathischen PFC-Syndrom führt eine postpartal ungenügende Eröffnung der Lungenstrombahn zum Persistieren der fetalen pulmonalen Minderdurchblutung und der duktalen, atrialen und intrapulmonalen Rechts-Links-Shunts. Die Konsequenzen sind eine pulmonale Hypertonie einerseits und ein verminderter pulmonaler Blutdurchfluß mit ungenügendem Gasaustausch andererseits (Häufigkeit 1 : 1500; betroffen sind meist reife Neugeborene).

Dieser lebensbedrohliche Zustand kann sekundär durch verschiedenste Bedingungen (Hypoxie, Azidose, Hyperviskosität, Hypoglykämie und Hypocalcämie) aufrechterhalten werden [1, 3, 6, 7]. Differentialdiagnostisch sind ein neonatales Atemnotsyndrom und Kardiopathien auszuschließen [3, 7].

Klinik und anästhesiologische Besonderheiten

Das Leitsymptom der PFC-Patienten ist eine schwere Zyanose mit Hyperkapnie. Der Grad der erkennbaren Atemnot und der vorliegenden Kreislaufsupprimierung ist sehr unterschiedlich. Als Grundzüge der Therapie gelten [1, 2, 4, 7];

Persistierende fetale Zirkulation (PFC-Syndrom)

- bei idiopathischen Formen: Versuch einer medikamentösen pulmonalen Vasodilatation, der alpha-Rezeptoren-Blocker Tolazolin sollte nur in Verbindung mit Katecholaminen eingesetzt werden. Auch dann ist die Gefahr einer systemischen Vasodilatation und schweren Hypotension groß!
- bei sekundären Formen: Behandlung der Grunderkrankung
- ausreichende Sauerstoff-Zufuhr sichern (pCO_2-Werte sind bis zu hohen Konzentrationen tolerierbar wenn schwere Azidosen vermieden werden!)
- Prophylaxe und Therapie einer drohenden, bzw. begleitenden Herzinsuffizienz.

Der Anästhesist kann bei Neugeborenen mit Zwerchfellhernie oder bei einem operationsbedürftigen Kind mit Hyperinflation der Lungen, pulmonalen Gefäßanomalien oder bestimmten Herzvitien mit einem PFC-Syndrom konfrontiert werden [5, 7]. Wenn irgend möglich sollte bei diesen Patienten präoperativ eine intensivmedizinische Stabilisierung erzielt werden. Die Addition des anästhesiologisch-chirurgischen Operationstraumas zu der PFC-Situation bedeutet eine sehr hohe Risikosteigerung und bleibende Funktionsstörungen sind häufig [1, 2, 4, 7].

Literatur

1. Amato M, de Roche B, Muralt G (1986) Persistierende pulmonale Hypertonie bei Frühgeborenen. Pädiat Pädol 21: 25
2. Bernbaum JC, Russell P, Sheridan PH, Gewitz MH, Fox WW, Peckham GJ (1984) Long-term

follow-up of newborns with persistent pulmonary hypertension. Crit Care Med 12: 579
3. Menzel K (1983) Neonatologische Intensivbetreuung. Thieme, Stuttgart New York, S 102
4. Riemenschneider ThA, Nielson HC, Rutenberg HD, Jaffe RB (1977) Disturbances of the transitional circulation: Spectrum of pulmonary hypertension and myocardial dysfunction. J Pediatr 89: 622
5. Rowe R (1977) Abnormal pulmonary vasoconstriction in the newborn. Pediatrics 59: 318
6. Schöber JG, Mocellin R, Bühlmeyer K (1976) Persistierender fetaler Kreislauf bei reifen Neugeborenen. Monatsschr Kinderheilkd 124: 430
7. Wille L, Obladen M (1981) Neonatal Intensive Care. Springer, Berlin Heidelberg New York, p 142

Pfeiffer Syndrom

siehe unter: Carpenter Syndrom und andere seltene Craniostenose-Syndrome:
Morbus Crouzon
Pfeiffer Syndrom

Pierre-Robin Syndrom

Krankheitsbild

Sporadisch vorkommender Mißbildungskomplex (Häufigkeit 1:50 000) mit den Leitsymptomen:

- Mikrognathie
- Retroglossie (Glossoptosis)
- schwere Atem und Schluckstörungen.

Als Primärdefekt wird eine Störung der Mandibulabildung im Laufe des 2. Embryonalmonats vermutet.
    Die Ausprägung der o. gen. Symptomen-

trias ist sehr unterschiedlich. Etwa 50% der Kinder haben Kiefer-Gaumenspalten, bei 25–30% liegen zusätzliche Herz- und Skelettanomalien vor [3, 7].

Nicht selten treten die genannten Fehlbildungen auch als Teilkomponenten anderer Syndrome auf: vergleiche dazu u. a. [2, 5, 6]:

- Möbius Syndrom
- Oro-akrales Syndrom
- Stickler Syndrom
- Treacher-Collins Syndrom
- Trisomie 18-Syndrom.

Klinik und anästhesiologische Besonderheiten

Durch rezidivierende Aspirationen (trotz Sondenernährung und Bauchlagerung!) ergeben sich schwerste Aufzuchtprobleme (Hypoxämien, Pneumonien, Dystrophie und Hirnschädigung).

Häufig bessert sich die Symptomatik im höheren Säuglingsalter durch ein günstiges Mandibulawachstum. Nicht selten sind jedoch lange Klinikaufenthalte und chirurgische Maßnahmen zur Unterkiefer-Redressierung und Zungenfixierung notwendig [4].

Die Empfehlungen zur perioperativen Betreuung dieser Patienten lassen sich folgendermaßen zusammenfassen [1, 2, 3, 4, 5]:

- ein besonderes Augenmerk ist auf Blutbild-, Rö-Th-, und kardiologische Befunde zu richten
- Prämedikation mit Atropin, gegebenenfalls Cimetidine und ohne (oder nur niedrig dosierten) Sedativa
- Tracheotomie-Bereitschaft vor Intuba-

tionsversuch veranlassen (hilfreich sind: ein flexibles Bronchoskop, Laryngoskop-Spatel mit verschieden geformten Klingen)

- Narkoseeinleitung mit volatilen Narkotika in sitzender Position (viele Autoren lehnen i.v.-Narkotika ab), im Schlafstadium dann in horizontale Lage bringen, Schulterunterlagerung
- Präoxygenierung und Intubation (u.U. bei erhaltener Spontanatmung unter akustischer Hilfe durch das tubusgeleitete Atemgeräusch)
- die Gabe von Muskelrelaxantien ist umstritten (wenn dann ausreichende Revertierung vor Ende der Anästhesie)
- postoperative Intensivüberwachung (gegebenenfalls oro-/nasopharyngealen Tubus bis zur Larynxabschwellung belassen).

Literatur

1. Bonfils P (1983) Schwierige Intubation bei Pierre-Robin-Kindern, eine neue Methode: der retromolare Weg. Anaesthesist 32: 363
2. Delon JV (1980) Anesthetic management of patients with compromised airways. Anesthesiol Rev 7: 22
3. Hollinger I (1982) Pierre Robin Syndrome. In: Stehling LC Common Problems in Pediatric Anesthesia. Year Book Medical Publishers, Chicago London, p 37
4. Lewis MB, Pashayan HM (1980) Management of infants with Robin anomaly. Clin Pediatr 19: 519
5. Rasch DK, Browder F, Barr M, Greer D (1986) Anaesthesia for Treacher Collins and Pierre Robin syndromes: a report of three cases. Can Anaesth Soc J 33: 364

6. Sklar GS, King BD (1976) Endotracheal intubation and Treacher-Collins syndrome. Anaesthesiology 44: 247
7. Williams AJ, Williams MA, Walker CA et al (1981) The Robin anomalad (Pierre Robin syndrome) – a follow-up study. Arch Dis Childh 56: 663

Postasphyxie-Syndrom

Krankheitsbild

Bei Nachsorgeuntersuchungen ehemals asphyktischer und/oder schwer anpassungsgestörter Neugeborener zeigen nicht wenige dieser Patienten vielfältige Auffälligkeiten. Meist handelt es sich um die direkten Folgen einer perinatalen hypoxiebedingten Depression. Die Symptomatik ist entsprechend den primär und sekundär beteiligten Organsystemen sehr vielfältig [1];

- zerebral: Apnoen, Mittel- und Bulbärhirnsyndrome, Apathie, Schluckstörungen, neuromuskuläre Tonusauffälligkeiten
- kardiovasculär: persistierende fetale Zirkulation, Kardiomegalie, Herzinsuffizienz, Herzrhythmusstörungen
- pulmonal: Tachypnoe, Dyspnoe
- renal: Tubulopathien
- metabolisch: Hypoglykämie, Azidosen, Hyperbilirubinämien, Koagulopathien.

Klinik und anästhesiologische Besonderheiten

Bei der Prämedikationsvisite sind Angaben zum Schwangerschafts-, Geburts-, und Neonatalverlauf zu sichten. Unter Umständen müssen ergänzende Schädelsonographien, Rö-Thorax-, kardiologische oder laborchemische Untersuchungen nachgefordert werden. Besonders zu achten ist auf:

- zentrale Blutungen und Zeichen des erhöhten Hirndrucks
- eine Thermo- und/oder Blutzuckerlabilität
- adäquate Hb-, HKT-Werte bei Patienten mit kardiorespiratorischen Funktionseinschränkungen (z.B.: bronchopulmonaler Dysplasie, Herzvitien)
- Cholostasezeichen bei parenteraler Langzeiternährung
- Gerinnungsstörungen durch Vit. K-Mangelzustände
- vorbestehende Medikationen und ihre perioperative Weiterführung
- eine ausreichend dosierte, vagolytische Prämedikation
- Überbrückung von individuell zu langen Nüchtern- und Wartezeiten durch rechtzeitiges Anlegen einer Infusion (Hypoglykämie- und Exssikosegefahr bei Früh- und Mangelgeborenen, sowie Kindern diabetischer Mütter).

Bei Kindern mit Postasphyxie-Syndrom ist auch nach kurzen Operationen eine postoperative Intensivüberwachung zu empfehlen (z.B. Apnoe-Gefahr nach Herniotomie-Operation).

Literatur

1. Menzel K (1983) Neonatologische Intensivbetreuung. Thieme, Stuttgart New York, S 26

Potter-Sequenzen

Krankheitsbild

Es handelt sich um primäre Entwicklungsstörungen des kaudalen Körperendes. Die schädigenden Faktoren wirken zwischen der 6. und 8. Schwangerschaftswoche ein und führen zunächst zu einem Fruchtwassermangel (Oligohydramnie-Sequenz). Es resultieren vielfältige Mißbildungskombinationen in den Bereichen: Gesicht, Schädel, Atmungsorgane, Gastrointestinaltrakt, Nieren und Skelettsystem.

Es wurden keine familiären Häufungen und keine chromosomalen Aberrationen beobachtet.

Verwandte Fehlbildungen sind die [1]:

- Prune-belly-Potter Sequenz
- kaudale Regressions- und Syrenomeliesequenzen.

Klinik und anästhesiologische Besonderheiten

Sehr häufig sind die Fehlbildungen mit dem Leben nicht vereinbar (klassische Potter-Sequenz, Syrenomeliesequenz).

Bei symptomatischen Potter-Sequenzen und den einfacheren Formen der Prune-belly-Potter Sequenz stehen postpartale Asyphxien und Beatmungsprobleme im Vordergrund (hypoplastische Lungen, dysplastischer Thorax = erhöhtes Pneumothoraxrisiko).

Bei guter Lungenfunktion wird die Prognose durch die Schwere der Nierenfehlbildungen bestimmt [2].

Kinderchirurgische Maßnahmen sind durch Begleitmißbildungen wie [1]:

- Ösophagusatresien
- Duodenal- und andere intestinale Stenosen
- obstruierende Fehlbildungen der ableitenden Harnwege

notwendig.

Die postoperative Respiratorentwöhnung ist besonders bei Patienten mit Prune-belly-Potter Sequenz schwierig; siehe auch dort [3, 4].

Literatur

1. Böhm N (1984) Kinderpathologie. Schattauer, Stuttgart New York, S 126
2. Katz J, Steward DJ (1987) Anesthesia and Uncommon Pediatric Diseases. WB Saunders, Philadelphia London Toronto, p 200
3. Pramanik AK, Altshuler G, Light IJ et al (1977) Prune-belly syndrome associated with Potter (renal nonfunction) syndrome. Am J Dis Child 131: 672
4. Thomas IT, Smith DW (1974) Oligohydramnion, cause of the nonrenal features of Potter's syndrome, including pulmonary hypoplasia. J Pediatr 84: 811

Krankheitsbild

Prader-Willi Syndrom

Durch eine gestörte Hypothalamus-Mittelhirn Entwicklung kommt es zu einem phänotypisch recht variablen, progredienten Krankheitsverlauf mit den Leitsymptomen:

- psychomentale Retardierung bis Oligophrenie
- Minder- bis Kleinwuchs

– Fettsucht
– muskuläre Hypotonie
– Genitalhypoplasie.

Als fakultative Anomalien gelten:

– Mikrocephalus mit Ausbildung eines Krampfleidens
– Skoliosen
– Diabetes mellitus.

Bei etwa 50% der Patienten wurden Auffälligkeiten des Chromosoms 15 gefunden [1].

Klinik und anästhesiologische Besonderheiten

Meist zweiphasiger Krankheitsverlauf [5]:

– im Neugeborenen- und Säuglingsalter kommt es durch eine ausgeprägte Muskelhypotonie zu respiratorischen Auffälligkeiten, Schluck- und Fütterungsproblemen (Asphyxien, Aspirationspneumonien). Die Kinder bedürfen häufig während längerer Zeit einer Sondenernährung.
– anschließend werden die o.gen. Auffälligkeiten manifest. Chirurgische Maßnahmen betreffen gehäuft die ophthalmologischen, kieferchirurgischen und orthopädischen Fachgebiete.

Für die perioperative Betreuung können folgende Empfehlungen weitergegeben werden [2, 4]:
• als Allgemeinanästhetikum der Wahl gilt Halothan; bei kardial auffälligen Patienten könnte Isofluran von Vorteil sein.

- zurückhaltender Einsatz von Muskelrelaxantien (die muskuläre Hypotonie bessert sich oft mit zunehmendem Alter ohne klärende Muskelenzym-, Elektromyographie- oder Muskelbiopsiebefunde).
- kardiale Auffälligkeiten (Rhythmus- und Kontraktilitätsstörungen wurden vereinzelt beobachtet [2]. Kontinuierliche Überwachung der Körpertemperatur empfehlenswert, da wiederholt hypo- oder hypertherme Reaktionen mit teilweise schweren Azidosen registriert wurden [2, 3, 4].
- sehr übergewichtige Patienten (meist mit diabetischer Stoffwechsellage!) bieten die unter dem Begriff „Pickwick-Syndrom" bekannten Zeichen einer chronischen Hypoventilation [5].

Literatur

1. Ledbetter DH, Riccardi VM, Airhart SD, Strobel RJ, Keenan BS, Crawford JD (1981) Deletion of chromosome 15 as a cause of the Prader-Willi syndrome. N Engl J Med 304: 325
2. Milliken RA, Weintraub DM (1975) Cardiac abnormalities during anesthesia in a child with Prader-Willi syndrome. Anesthesiology 43: 590
3. Palmer SK, Atlee JL III (1976) Anesthetic management of the Prader-Willi syndrome. Anesthesiology 44: 161
4. Yamashita M, Koishi K, Yamaya R, Tsubo T, Matsuk A (1983) Anaesthetic considerations in the Prader-Willi syndrome: report of four cases. Can Anaesth Soc J 30: 179
5. Zellweger H, Schneider HJ (1968) Syndrome of Hypotonia-Hypomentia-Hypogonadism-Obesity (HHHO) or Prader-Willi syndrome. Amer J Dis Child 115: 588

**Progeria-Syndrome:
Cockayne-Syndrom
Donohue-Syndrom
Hutchinson-Gilford
Syndrom
Rothmund-Thom-
son Syndrom
Werner Syndrom**

Krankheitsbilder

Es handelt sich um die Zusammenfassung ähnlicher Krankheitsentitäten aus den Formenkreisen der Ektodermaldysplasie-Syndrome/unklare Stoffwechselstörungen mit [1, 2, 7, 8]:

- mentalen und sensorischen Entwicklungsdefekten sowie vielfältigen statomotorischen Auffälligkeiten (Kataraktbildungen, Schwerhörigkeit, ossären und neuropathischen Defekten)
- Minder- bis Zwergwuchs
- vielfältigen Zeichen der Voralterung (betroffen sind: Haut, Hautanhangsgebilde, innere Organe).

Klinik und anästhesiologische Besonderheiten

Die große Variabilität der „Voralterungs"-Syndrome wird immer wieder betont.

Nicht selten sind für ophthalmologische Untersuchungen bereits sehr früh anästhesiologische Maßnahmen erforderlich. Eine hohe Hautempfindlichkeit, die Möglichkeit der Poikilothermie und die Minderungen der Leber- und Nierenfunktionen sind dann zu beachten [3, 8].

Bei Patienten mit Werner Syndrom kommen diabetische Stoffwechsellagen, Osteoporosen und Atherosklerosen gehäuft vor [1, 2].

Spezifische anästhesievermittelte Komplikationen wurden bisher nicht berichtet; die Narkoseführung sollte jedoch der bei kardiovaskulären Risikopatienten entsprechen [5, 6].

Bei Leprechaunismus-Patienten (Donohue-Syndrom) muß auf endokrine Störungen (u.a. Hypoglykämien durch Hyperinsulinismus) und Nierenfunktionsstörungen geachtet werden [4, 6].

Literatur

1. Chapin JW, Kahre J (1979) Progeria and anesthesia. Anesth Analg 58: 424
2. Fleischmajer R, Nedwich A (1973) Werner's syndrome. Am J Med 54: 111
3. Fujimoto WY, Greene ML, Seegmiller JE (1969) Cockayne's syndrome: Report of a case with hyperlipoproteinemia, hyperinsulinemia, renal disease, and normal growth hormone. J Pediat 75: 881
4. Kallo A, Lakatos I, Szijarto L (1965) Leprechaunism (Donohue's syndrome). J Pediatr 66: 372
5. Smith DW (1982) Recognizable patterns of human malformation. WB Saunders, Philadelphia London Toronto, 3rd edition, p 112
6. Steward DJ (1985) Manual of Pediatric Anesthesia. Churchill-Livingstone, New York Edinburgh London, 2nd edition, p 313
7. Oates RK, Lewis MB, Walker-Smith JA (1971) The Rothmund-Thompson syndrome. Aust Paediatr J 7: 103
8. Ohno T, Hirooka M (1966) Renal lesions in Cockayne's syndrome. Tohoku J Exp Med 89: 151

Prune belly-Syndrom (Bauchdecken-aplasie-Syndrom)

Krankheitsbild

Seltene, sporadisch auftretende Mißbildung aus

- Bauchmuskeldysplasie
- Anomalien der Nieren und ableitenden Harnwege, Kryptorchismus
- orthopädischen Auffälligkeiten.

Die Ätiologie der Fehlbildungen ist unklar. Vermutet wird ein mesenchymaler Entwicklungsstillstand bzw. -defekt in den Bauchwand-, Nieren-, Ureter- und Keimdrüsenanlagen (in der 2. und 3. Embryonalwoche) [3, 4, 7].

Die Häufigkeit wird mit 1:40000/Geburten angegeben (etwa 20 mal mehr männliche Patienten). Anamnestisch findet sich ein Oligohydramnion, etwa 20% Totgeburten.

Klinik und anästhesiologische Besonderheiten

Besondere Probleme resultieren aus einer angeborenen Lungenhypoplasie, sekundären Thoraxdeformitäten und bronchopulmonalen Folgeerkrankungen (Atelektasen, Pneumonien) [1, 4].

Indikationen für frühzeitige operative Eingriffe sind progrediente Obstruktionen im Harntrakt mit der Gefahr von Restharnbildungen, rezidivierenden Harnwegsinfekten, Urosepsis, Niereninsuffizienz [2]. Die Korrektur der Bauchdecken und des Kryptorchismus erfolgt erst im Kleinkindesalter.

Als Empfehlungen für die perioperative Betreuung dieser Patienten konnten folgende Angaben zusammengetragen werden [2, 4, 6, 7]:

- keine atemdepressiven Substanzen zur Prämedikation verwenden
- gute Präoxygenierung und „Ileuseinleitung" (manche Autoren empfehlen eine laryngeale Lokalanästhesie vor der Intubation)
- pulmonale und renale Funktionsstörungen bei der Medikamentenwahl und Narkoseleitung beachten (Gefahr des Überhangs von atemdepressorischen Medikamenten)
- intraoperative Wärmetechniken und Temperaturmonitoring wegen der besonderen Thermolabilität sehr junger Patienten einsetzen
- postoperative Nachbeatmung (Respiratorentwöhnung schwierig, intensive Physiotherapie oft über ungewöhnlich lange Zeit notwendig).

Literatur

1. Alford BA, Peoples WM, Resnick JS et al (1978) Pulmonary complications associated with the prune belly-syndrome. Radiology 129: 401
2. Chinyanga HM (1982) Cystoscopy and Prune-belly syndrome. In: Stehling LC Common Problems in Pediatric Anesthesia. Year Book Medical Publishers, Chicago London, p 77
3. Hannington-Kiff JG (1970) Prune Belly-syndrome and general anaesthesia. Br J Anaesth 42: 649
4. Henderson AM, Vallis CJ, Sumner E (1987) Anesthesia in the prune-belly syndrome. A review of 36 cases. Anaesthesia 42: 54
5. Jones AEP, Pelton DA (1976) An index of syn-

dromes and their anaesthetic implications. Can Anaesth Soc J 23: 207
6. Karamanian A, Kravath R, Nagashima H et al (1976) Anesthetic management of prune belly syndrome: Case report. Br J Anaesth 46: 897
7. Ring E, Müller WD, Wendler H, Maurer G (1985) Diagnose und Therapie des Prune-Belly-Syndroms. Pädiat Prax 31: 571

Riley-Day Syndrom (Familiäre Dysautonomie)

Krankheitsbild

Strukturell-funktionelle Anomalien im Hypothalamus, den Stammganglien und im Hirnstammbereich (Mangel an Dopamin-beta-Hydroxylase) verursachen vielfältige vegetative Dysregulationen [3, 4].

Klinik und anästhesiologische Besonderheiten

Im Säuglingsalter gehäuft Schluckstörungen, Erbrechen, Aspirationspneumonien und Dehydratationszustände [1].

Später schwere hypotensive Kreislaufkrisen, Herzrhythmusstörungen und vielfältige neurologische Ausfälle (u. a.: emotionale Labilität, Hypersalivation, Geschmacksstörungen, pathologische Reflexantworten, Temperaturlabilität mit unklaren Fieberschüben). Perioperativ besonders zu beachten sind [2, 3, 4, 5, 6, 7]:

- eine stark verminderte pCO_2-Empfindlichkeit des Atemzentrums
- eine vegetative Dysregulation mit ausgeprägter kardiozirkulatorischer und respiratorischer Labilität

- die extreme Empfindlichkeit auf Adrenergika und Cholinergika (besonders Norepinephrin-haltige Medikamente)
- gehäuft vorkommende chronische Lungenparenchymschäden,
- besonders postoperativ beobachtete Atemwegsverlegungen (z.B. Laryngo- und Bronchospasmen).

Zusammenfassend läßt sich sagen, daß Patienten mit Riley-Day Syndrom ein sehr hohes Narkoserisiko haben, obwohl es keine definierten Kontraindikationen für einzelne Anästhetika gibt [1, 7].

Literatur

1. Eisele JH (1971) Abnormal Respiratory Control in Acquired Dysautonomia. New Eng J Med 285: 366
2. Filler J, Smith AA, Stone S et al (1965) Respiratory control in familial dysautonomia. J Pediatr 66: 509
3. Inkster JS (1971) Anaesthesia for a patient suffering from familial dysautonomia (Riley-Day syndrome). Br J Anaesth 43: 509
4. Kritcheman MM, Swartz J, Papper E (1959) Experience with general anesthesia in patients with familial dysautonomia. JAMA 170: 529
5. McCaughey TJ (1965) Familial dysautonomia as an anesthetic hazard. Can Anaesth Soc J 12: 558
6. Meridy HW, Creighton RE (1971) General anaesthesia in eight patients with familial dysautonomia. Can Anaesth Soc J 18: 563
7. Steward DJ (1985) Manual of Pediatric Anesthesia. Churchill-Livingstone, New York Edinbourgh London, 2nd edition, p 326

Rothmund-Thom-son Syndrom

siehe unter: Progeria-Syndrom

Robin Sequenz

siehe unter: Pierre-Robin Syndrom

Robinow Syndrom (Fetal face-Syndrom)

siehe unter: Aarskog Syndrom und Noonan-ähnliche Syndrome

Rubinstein-Taybi Syndrom Russell-Silver Syndrom

Krankheitsbild

Komplexe Entwicklungsstörungen bisher ungeklärter Ätiopathogenese.

Keine chromosomalen Auffälligkeiten.

Ob es sich bei den beiden Syndromen um eigenständige Entitäten handelt ist umstritten (Häufigkeit unter Anstaltspatienten bis 1:500).

Als Hauptanomalien sind zu nennen [1, 2, 3]:

– Minderwuchs
– kranio-mandibulo-faciale Dysmorphien
– Extremitätenfehlbildungen.

Bei einem Teil der Patienten bestehen Begleitanomalien im Bereich der inneren Organe (Herzvitien, Endokardfibrosen, Nieren-, Ureter-, Blasendysplasien).

Klinik und anästhesiologische Besonderheiten

Durch schwerste Entwicklungsverzögerungen (u. a. Skelettdeformitäten) und bronchopulmonale Infekte reduzierter Allgemeinzustand.

Bei Patienten mit Russell-Silver Syndrom kommen Intubationsschwierigkeiten, exzessive Flüssigkeits- und Elektrolytverluste (starkes Schwitzen) und die Neigung zu Hypoglykämien vor [3].

Anästhesiespezifische Komplikationsberichte liegen nicht vor. Schonende Laryngoskopführung bei der Intubation wegen vorzeitigem Zahnverfall (verstärkte Kariesneigung) [1].

Beim Vorliegen eines Herzfehlers ist an eine perioperative Antibiotika-Gabe zu denken!

Literatur

1. Leiber B, Olbrich G (1981) Die klinischen Syndrome. Urban-Schwarzenberg, München Wien Baltimore
2. McKusick VA (1975) Mendelian Inheritance in Man. John Hopkins Univ Press, Baltimore
3. Steward DJ (1985) Manual of Pediatric Anesthesia. Churchill Livingstone, New York Edinburgh London, 2nd edition, p 327

Krankheitsbild

Saethre-Chotzen Syndrom (Acrocephalosyndaktylie Typ III)

Schwerste Formen prämaturer Craniosynostosen teilweise mit Syndaktylien (Häufigkeit 1:1 000 000) [2].

Klinik und anästhesiologische Besonderheiten

Der vorzeitige Verschluß der Schädelnähte führt zu [2, 4, 5]:

- einem kompensatorischen Ausgleichswachstum
- einer meist brachycephalen Schädeldeformierung
- einem erhöhten Schädelinnendruck mit sekundären Druckschädigungen (u.a.: mentale Entwicklungsdefekte, Sehstörungen)
- Gesichtsanomalien (Dysgnathien).

Es wird angenommen, daß mehr als die Hälfte der Syndrompatienten eine primär normale Intelligenz besitzen.

Ab dem 3. bis 6. Monat sind Frühkorrekturmaßnahmen zu erwägen (sehr empfehlenswert ist eine individuelle Beratung durch die interdisziplinären Arbeitsgruppen für kraniofaziale Chirurgie in München/Innsbruck) [2, 4, 6, 9].

Begleitende Herzfehler wurden beschrieben [6].

Als vorhersehbare intra- und postoperative Komplikationen müssen:

- größere Blutverluste
- Liquorfisteln
- Visusschäden
- Infektionen

genannt werden [1, 8]. Entsprechende anästhesiologische Vorkehrungen sind zu treffen.

Literatur

1. Allen FB (1982) Craniosynostosis. In: Stehling LC Common Problems in Pediatric Anesthesia. Year Book Medical Publishers, Chicago London, p 83
2. Eber SW, Luhr HG, Spoerri O, Weigel W, Westmeier M (1986) Kraniofaziale Korrekturoperationen bei Akrozephalosyndaktylie-Syndrom (Saethre-Chotzen-Syndrom). Z Kinderchir 41: 263
3. Handler SD, Beaugard ME, Whitaker LA et al (1978) Airway management in the repair of craniofacial defects. Cleft Palate J 16: 16
4. Jones AEP, Pelton DA (1976) An index of syndromes and their anaesthetic implications. Can Anaesth Soc J 23: 207
5. Mühlbauer W, Anderl H, Marchac D (1983) Kraniofaziale Chirurgie bei komplexen Gesichts- und Schädelmißbildungen. Deutsches Ärzteblatt 80: 25
6. Shah CV, Pruzansky S, Morris W (1970) Cardiac malformations with facial clefts. Am J Dis Child 119: 238
7. Stehlin LC, Zauder HL (1980) Anesthetic Implications of Congenital Anomalies in Children. Appleton-Century-Crofts, New York
8. Tessier P (1976) Anatomical classification of facial, cranio-facial and latero-facial clefts. J Maxillofac Surg 4: 69

siehe unter: Chondrodystrophie
Osteo-Chondrodysplasie
Syndrome

Saldino-Noonan Syndrom („short rib-polydactylie"-Syndrom)

Sanfilippo Syndrom (Mucopolysaccha-ridose Typ III)

siehe unter: Mucopolysaccharidosen

Schleie Syndrom (Mucopolysaccha-ridose; ehemals: Typ V jetzt: I S)

siehe unter: Mucopolysaccharidosen

Schwachmann Syndrom

Krankheitsbild

Ätiopathogenetisch unbekannter, lysosomaler Defekt der Pankreaszellen mit [1, 2, 4]:

- Pankreasinsuffizienz
- Anämie, Leukopenie, Thrombozytopenie und Immunglobulin-Mangel
- Skelettveränderungen (epiphysären Demineralisierungen, metaphysären Chondrodysplasien).

Klinik und anästhesiologische Besonderheiten

Im frühen Säuglingsalter schwere Ernährungs-, Verdauungs- und Gedeihstörungen (Schweißtest negativ; wichtige Differentialdiagnose gegenüber der cystischen Fibrose/Mukoviscidose!).

Präoperativ Blut-, Differentialblutbild-, Gerinnungs- und klinisch-chemische Laborkontrollen zur Beurteilung des Erkrankungsstadiums [2, 4].

Auf Thoraxskelettdeformitäten ist zu achten, da sie die Ursache für intraoperative Ventilationsstörungen sein können.

Bei größeren Eingriffen sollte die Immundefizienz dieser Patienten durch Immunglobulin- und Antibiotika-Gaben berücksichtigt werden [3, 4]. Bei Operationen mit nachfolgender Ernährungskarenz ist ein frühzeitiger Beginn einer hochkalorischen parenteralen Ernährung sehr wichtig.

Literatur

1. Aggett PJ, Cavanagh NPC, Matthew DJ et al (1980) Shwachman's syndrome. Arch Dis Child 55: 331
2. Burke V, Colebatch JH, Anderson CM, Simons MJ (1967) Association of pancreatic insufficiency and chronic neutropenia in childhood. Arch Dis Child 42: 147
3. Schussheim A, Choi SJ (1976) Exocrine pancreatic insufficiency with congenital anomalies. J Pediatr 89: 782
4. Schwachman H, Diamond LK, Oski FA, Khaw KT (1963) Pancreatic insufficiency and bone marrow dysfunction. A new clinical entity. J Pediatr 63: 835

Syndrom der inadäquaten ADH (antidiuretisches Hormon)-Sekretion

Krankheitsbild

Im Neugeborenen- und frühen Säuglingsalter kann es durch [1, 3]:

- Asphyxien
- Hirnblutungen
- Erkrankungen mit gesteigertem Hirndruck (Hydrocephalus, maschinelle Beatmung mit hohen Drucken)

– infektiöse Erkrankungen (Pneumonien, Sepsis, Meningitis)

zu zentralnervös-hypophysären Störungen kommen („inappropriate secretion of antidiuretic hormon").

Die charakteristische Symptomatologie [4, 5]:

– Hyponatriämie und Hypochlorämie
– gesteigerte renale Kochsalz-Ausscheidung

erklärt sich durch eine sekundäre, H_2O-bedingte Expansion der verschiedenen Flüssigkeitskompartimente des Organismus.

Klinik und anästhesiologische Besonderheiten

Bei den Patienten fällt zunächst eine unphysiologische Gewichtszunahme (progrediente Ödembildung) auf. Nach Ausschluß

– einer inadäquaten Infusionstherapie
– kardialer und renaler Funktionsstörungen
– einer schweren Hypoproteinämie

sollten perioperativ die folgenden Daten objektiviert und bestmöglichst korrigiert werden [2, 3, 5]:

• Hyponatriämie, Hypochlorämie, erniedrigte Serumosmolalität
• abgesunkene Hb- und Hkt-Werte
• die Neigung zur Alkalose
• zunehmende Urinosmolalitäten und eine gesteigerte Natriurese.

Dies kann durch Flüssigkeitsrestriktion und eine bilanzierte Na-Substitution (10%-ige NaCl-Lösung) erreicht werden.

In der perioperativen Phase werden die o.gen. pathogenetischen Zusammenhänge durch das sogenannte „Operationstrauma" (Postaggressionssyndrom) modifiziert [2, 4, 5].

Engmaschige Laborkontrollen sind erforderlich.

Literatur

1. Feldman W, Drummond KN, Klein M (1970) Hyponatremia following asphyxia neonatorum. Acta Paediatr Scand 59: 52
2. Finsterer U, Beyer A, Jensen R et al (1982) The syndrome of inappropriate secretion of antidiuretic hormone (SIADH) – treatment with lithium. Intens Care Med 8: 223
3. Mendoza SA (1976) Syndrome of inappropriate antidiuretic hormone secretion (SIADH). Pediatr Clin North Am 23: 681
4. Müller MU, Bierich JR (1976) Zerebraler Salzverlust als Schwartz-Bartter-Syndrom des Kindesalters. Mschr Kinderheilkd 124: 66
5. Wille L, Obladen M (1981) Neonatal Intensive Care. Springer, Berlin Heidelberg New York, p 181

Krankheitsbild

Shprintzen Syndrom (Velo-cardio-faciales Syndrom)

Bevorzugt x-chromosomal vererbtes Fehlbildungsmuster mit komplexen Gesichts-, Kiefer- und Herzanomalien [1, 2, 3].

Klinik und anästhesiologische Besonderheiten

Minderwuchs, Mikrozephalie (mit Intelligenzdefekten, Funktionsstörungen von Mittel- und Stammhirngebieten: u. a. Sprachretardierungen, Schluckstörungen), Herzfehlern, allgemeiner muskulärer Hypotonie.

Durch Mikrognathie und Glossoptose (Pierre Robin-ähnlicher Phänotypus) muß mit Intubationsschwierigkeiten und postoperativen Verlegungen der Atemwege gerechnet werden [1, 2].

Nach pharyngealen Eingriffen (Gaumenspalten-Verschluß) wurden postoperativ gehäuft obstruktive Schlafapnoen beobachtet [2].

Literatur

1. Meinecke P, Beemer FA, Schinzel A, Kushnick T (1986) The velo-cardio-facial (Shprintzen) syndrome. Clinical variability in eight patients. Eur J Pediatr 145: 539
2. Shprintzen RJ, Goldberg RB, Young D, Wolford L (1981) The velo-cardio-facial syndrome: A clinical and genetic analysis. Pediatrics 67: 167
3. Young D, Shprintzen RJ, Goldberg RB (1980) Cardiac malformations in the velo-cardio-facial syndrome. Am J Cardiol 46: 643

Sotos Syndrom (Cerebraler Gigantismus)

Krankheitsbild

Ätiologisch unklares, sporadisch auftretendes Dysmorphiesyndrom mit [1, 3]:

- Groß- bis Riesenwuchs
- zentralen Koordinationsstörungen
- dysproportionierten Extremitäten.

Als Begleitanomalien wurden Krämpfe (EEG-Auffälligkeiten), Kyphoskoliosen und Glukoseverwertungs-Störungen beschrieben [2].

Klinik und anästhesiologische Besonderheiten

Die Neugeborenen- und Säuglingszeit kann durch vielfältige Ernährungsstörungen kompliziert sein. Umfangreiche Untersuchungen ergaben keine endokrinologischen Auffälligkeiten [2, 3].

Individuell sehr unterschiedlich verläuft die psychomentale und statomotorische Entwicklung [1].

Bei zwei eigenen Patienten konnten nach präoperativ begonnener Infusionstherapie (Elektrolyt- und Blutzuckerkontrollen), Barbiturat-Einleitung und Halothan-Narkose keine perioperativen Auffälligkeiten beobachtet werden.

In einzelnen Fällen muß mit Intubationsproblemen und Adipositas-bedingten postoperativen Atemstörungen gerechnet werden [2, 3].

Literatur

1. Jaecken J, van der Schueren-Lodeweyckx, Eekkels R (1972) Cerebral gigantism syndrome. Z Kinderheilkd 112: 332
2. Leiber B, Olbrich G (1981) Die klinischen Syndrome. Urban-Schwarzenberg, München Wien Baltimore
3. Milunsky A, Cowie VA, Donohue EC (1967) Cerebral gigantism in childhood. Pediatrics 40: 395

Smith-Lemli-Opitz Syndrom

siehe unter: Aarskog-Syndrom und Noonan-ähnliche Syndrome

Spinale Muskelatrophie (Werdnig-Hoffmann und Kugelberg-Welander)

siehe unter: kongenitale neuromuskuläre und muskuläre Erkrankungen

Still'sche Erkrankung

Krankheitsbild

Ätiopathogenetisch nur teilgeklärte, akute systemische Form der juvenilen rheumatoiden Arthritis.

Für die Diagnosestellung entscheidende Kriterien wurden zuletzt von der American Rheumatism Assoziation aufgelistet:

- Erkrankungsbeginn vor dem 16. Lebensjahr
- klassische Entzündungszeichen im Bereich eines oder mehrerer Gelenke

- mindestens 6-wöchige Erkrankungsdauer
- in den ersten 6 Monaten als Polyarthritis, Oligoarthritis oder Systemerkrankung imponierend
- Ausschluß anderer Erkrankungen aus dem rheumatischen Formenkreis.

Klinik und anästhesiologische Besonderheiten

Bei einer vorbestehenden Steroid-Medikation ist an eine perioperative, adäquate Substitutionstherapie zu denken.

Mit Schwierigkeiten bei der Gefäß-Kanülierung, Nachblutungsneigung und vorbestehenden hämatologischen, kardiovaskulären und renalen Funktionseinschränkungen ist zu rechnen.

Als Mittel der Wahl für kleinere Eingriffe wird Ketamin empfohlen [1].

Perioperative Atemwegsprobleme können durch folgende Zusammenhänge entstehen [4, 5]:

- häufig entzündlich-degenerative Mitbeteiligung der Kiefergelenke
- Mikrognathie
- entzündliche Mitreaktionen im Bereich von Larynx und Glottis
- pathologische Bewegungseinschränkung der Halswirbelsäule.

Bei längeren Eingriffen drohen Intubations- und Lagerungsschäden (inadäquate Tubuswahl, Traumatisierung von cervicalen Rückenmarksabschnitte).

Bei Patienten mit eingeschränkter Kiefergelenksmobilität sollte für die Narkoseeinleitung eine Tracheobronchoskopie-Bereitschaft vorbereitet werden. Durch eine Mitbeteiligung des Kehlkopfskeletts können ebenfalls schwierige Intubationsbedingungen entstehen. Die Halswirbelsäule ist bei 50% der Patienten betroffen [6, 7].

Eine direkte Lungenbeteiligung ist bei pädiatrischen Patienten sehr selten [5].

Regionalanästhesie-Verfahren sollten bei diesen Patienten nicht eingesetzt werden.

Auf die postoperative Weiterführung der präoperativen Medikationen ist zu achten.

Literatur

1. D'Arcy EJ et al. (1976) Ketamine and juvenile chronic polyarthritis (Still's disease) Anaesthesia 31: 624
2. Edelist G (1964) Principles of Anesthetic Management in Rheumatoid Arthritiic Patients. Anesth Analg 43: 227
3. Gardner DL, Holmes F (1961) Anaesthetic and Post-operative Hazards in Rheumatoid-Arthritis. Brit J Anaesth 33: 258
4. Hodgkinson R (1981) Anesthetic management of a parturient with severe juvenile rheumatoid arthritis. Anesth Analg 60: 611
5. Katz J, Steward DJ (1987) Anesthesia and Uncommon Pediatric Diseases. WB Saunders, Philadelphia London Toronto, p 372
6. Ornilla E, Ansell BM, Swamell AJ (1972) Cervical spine involvement in patients with chronic arthritis undergoing orthopaedic surgery. Ann Rheum Dis 31: 364
7. Sharp J, Purser DW (1961) Spontaneous atlanto-axial dislocation in ankylosing spondylitis and rheumatoid arthritis. Ann Rheum Dis 20: 47

Sturge-Weber Syndrom (Enzephalo-trigeminale Angiomatose)

Krankheitsbild

Durch eine Störung der Gefäßmorphogenese kommt es zu:

- ZNS-lokalisierten Hämangiomen mit sekundären Hirnsklerosierungen, -atrophien und kontralateralen Lähmungserscheinungen
- Gesichts- und Augenhämangiomen (Naevus vasculosus als portweinfarbene Hautverfärbung im Trigeminusbereich).

Vereinzelt wurden zusätzliche Iriskolobome, Ohrdysplasien und Aortenanomalien beobachtet [1, 3, 4].

Klinik und anästhesiologische Besonderheiten

Charakteristisch sind frühzeitige mentale Entwicklungsverzögerungen, Krampfleiden und komplexe Nervenausfälle [1].

Medikamentöse Kontraindikationen sind bei Glaukom zu beachten.

Bei der Intubation muß an die Möglichkeit von laryngotrachealen Hämangiomen gedacht werden [2].

Berichte über anästhesiespezifische Komplikationen lagen nicht vor.

Literatur

1. Alexander GL, Norman RM (1960) The Sturge-Weber Syndrome. Wright, Bristol
2. Rasmussen JE (ed) (1983) Symposium on pedi-

atric dermatology. Pediatr Clin North Am 30/3–4
3. Smith GB, Shribman AJ (1984) Anaesthesia and severe skin disease. Anaesthesia 39: 443
4. Steward DJ (1985) Manual of Pediatric Anesthesia. Churchill Livingstone, New York Edinbourgh London, 2nd edition, p 329

Treacher Collins-Syndrom (sowie: Mandibulofaciale Dysostosen Hemifaciale Mikrosomie Syndrome Oculoauriculäre Dysplasie-Syndrome)

Krankheitsbild

Autosomal-dominantes, zu 60% als Neumutation auftretendes faciales Dysmorphiesyndrom (Häufigkeit 1:8000–10 000). Als häufigste Anomalien sind zu nennen:

- antimongoloide Lidachse und Lidkolobome
- Kiefer- und Ohrdysplasien mit Gehörgangs- und Gehördefekten.

Als gelegentlich auftretende Anomalien kommen vor:

- mentale Entwicklungsdefekte
- Choanalatresien
- pharyngeale und laryngeale Dysmorphien
- Herzfehler.

Große individuelle Varianz und hohe phänotypische Verwandtschaft kennzeichnen die im folgenden kumulativ dargestellten Fehlbildungsmuster [5, 8].

Die o. gen. Fehlbildungen weisen häufig Ähnlichkeiten mit dem Pierre-Robin Phänotypus auf.

Klinik und anästhesiologische Besonderheiten

Durch fehlgebildete, enge Atemwege ergeben sich:

- chronische Infekte der Atemwege
- erschwerte Beatmungs- und Intubationsbedingungen
- chronische kardiale Schädigungen (Cor pulmonale).

Für die perioperative Betreuung von Patienten mit Treacher Collins-Syndrom lassen sich folgende Empfehlungen geben [1, 4, 5, 7]:

- keine atemsupprimierende Prämedikation
- primäre Laryngoskopie unter erhaltener Spontanatmung (in tiefer Sedierung) und Tracheotomie-Bereitschaft
- bei einsehbarer Epiglottis Narkoseeinleitung mit Inhalationsanästhetika und Intubation ohne Einsatz von Muskelrelaxantien (wenn Epiglottis nicht einsehbar sein sollte wird mit Hilfe eines flexiblen Bronchoskops intubiert oder eine „blind"-nasale Intubation versucht; z.B. unter Ketamin-Gabe oder volatilen Narkotika.
- Gefährdungen durch zungenbedingte pharyngeale Verlegungen besonders in der postoperativen Phase (Intensivüberwachung).

Der kosmetische Aspekt des Gesichtsschädels bessert sich erfahrungsgemäß durch Wachstumsvorgänge im Klein- und Schulkindesalter erheblich [2, 5, 7].

Andere, dem Treacher Collins-Syndrom phänotypisch verwandte Gesichtsdysmorphie-Syndrome:

- Berry Syndrom (Lidkolobome obligat)
- Goldenhar Syndrom (oculoauriculoverte-
  brale Dysplasie)
- Hallermann-Streiff Syndrom (hemifaciale
  Mikrosomie mit schwersten Atemwegs-
  problemen durch Kieferhypoplasien und
  rezidivierende Infekte)
- Melnick-Fraser Syndrom (Broncho-oto-re-
  nales Syndrom = BOR-Snydrom)

Bei 1:40 000/Neugeborenen kommt es
durch Differenzierungsstörungen der Kie-
menbogenregionen und der Nierenanlage
zu [2, 7]:

- Halsfisteln und -cysten
- Innenohr-Schwerhörigkeit
- präaurikulären Fehlbildungen (Anhäng-
  seln)
- Anomalien im Bereich der Tränengänge
- Nierenfehlbildungen.

Bestehen zusätzlich Gliedmaßenfehlbildun-
gen oder andere Anomalien muß differentialdiagnostisch auch an die folgenden Fehl-
bildungssyndrome gedacht werden:

- Townes Syndrom
  stellt die phänotypische Verbindung zu
  den VATER-/VACTERL-Fehlbildungen her
  [10].

- Oral-facial-digitales Syndrom
  (OFD-Syndrom Typ I) und Mohr Syndrom
  (OFD-Syndrom Typ II)
  extreme, operativ zu korrigierende Kiefer-
  dysplasien; etwa 20% weisen zusätzlich
  ZNS-Fehlbildungen auf [6].

- Shprintzen Syndrom
  (Velo-cardio-faciales Syndrom)
  zusammen mit komplexen Schädel-, Ge-

sichts- und Kieferdysmorphien kommen
komplexe Herz-/Gefäßfehlbildungen und
nephrologisch-urologische Anomalien
vor [8].

– Taybi-Syndrom
(Oto-palato-digitales Syndrom)
deutlicher Minderwuchs, Syndaktylien
und Nageldystrophien sind die zusätzlichen Charakteristika dieses Gesichtsdysmorphie-Syndroms [9].

– Stickler Syndrom
vielfältige ophtalmologische und muskulo-skeletäre Anomalien komplizieren die
orofacialen Dysmorphien dieses Mißbildungskomplexes [3].

– Ectrodactylie-Ektodermales-Dysplasie
Syndrom
Haar-, Zahn- und Hautdysplasien sind
wesentliche Kennzeichen dieses Syndroms.

Literatur

1. Divelear VM, Sircar BN (1965) Anesthetic management in Treacher Collins syndrome. Anesthesiology 44: 247
2. Fraser FC, Ling D, Clogg D, Nogrady B (1978) Genetic aspects of the BOR syndrome-bronchiale fistulas, ear pits, hearing loss, and renal anomalies. Am J Med Genet 2: 241
3. Herrmann J et al. (1975) The Stickler syndrome (hereditary arthroophtalmopathy). Birth Defects 11: 76
4. MacLennan FM, Robertson GS (1981) Ketamine for induction and intubation in Treacher Collins syndrome. Anaesthesia 36: 196

5. Rasch DK, Browder F, Bait M, Greer D (1986) Anaesthesia for Treacher Collins and Pierre Robin syndromes: a report of three cases. Can Anaesth Soc J 33: 364

6. Rimoin DL, Edgerton MT (1967) Genetic and clinical heterogenity in the oral-facial-digital syndromes. J Pediatr 71: 94

7. Rogers BO (1964) Berry-Treacher Collins syndrome: a review of 200 cases. Brit J Plast Surg 17: 109

8. Shprintzen RJ, Goldberg RB, Young D, Wolford L (1981) The velo-cardio-facial syndrome: A clinical and genetic analysis. Pediatrics 67: 167

9. Smith DW (1982) Recognizable patterns of human malformation. WB Saunders, Philadelphia London Toronto, 3rd edition, p 202

10. Townes PL, Brocks ER (1972) Hereditary syndrome of imperforate anus with hand, foot and ear anomalies. J Pediatr 81: 321

Trisomien

siehe unter: Chromosomale Aberrationen

Turner Syndrom (XO-Syndrom)

Krankheitsbild

Beim typischen Turner Syndrom handelt es sich um phänotypisch weibliche Individuen mit einer Monosomie des X-Chromosoms.

Durch einen non-disjunction Mechanismus während der Oogenese bzw. Spermatogenese kommt es zu [2, 5]:

– Minderwuchs
– Gonadendysgenesie, Sterilität und dem Ausbleiben der sekundären Geschlechtsmerkmale
– vielfältigen somatischen Anomalien.

Davon abzugrenzen sind:

- atypische Turner-Syndrome (10–30% der Verdachtsfälle) mit Mosaik (XO/XX) oder X-chromosomalen Strukturanomalien
- Turner-ähnliche Syndrome (vergl. Noonan-Syndrom) mit normalem Karyotypus.

Die Häufigkeit des XO-Zustandes beträgt etwa 1:2500/weibliche Neugeborene).

Klinik und anästhesiologische Besonderheiten

Bereits im frühen Kindesalter können charakteristische extragenitale Merkmale auf ein Turner Syndrom hinweisen. Sie sind z.T. für die perioperative Betreuung dieser Patienten von Bedeutung [5]:

- Schwachsinn, Schwerhörigkeit, Pterygium colli, tiefer Haaransatz, Gesichtsdysmorphien
- Thorax- und Skelettdeformitäten (80%)
- Herz- und herznahe Gefäßmißbildungen (etwa 30%; überwiegend Aortenisthmusstenosen)
- Nierenmißbildungen (60%) (die Genitalsymptome werden erst zur Zeit der Pubertät charakteristisch!).

Besonders zu achten ist daher auf [1, 2, 3, 4]:

- eine präoperative kardiologische Untersuchung der Patienten
- bei Aortenisthmusstenose keine Ketamin-Gabe
- Intubationsrisiken, Thorax- und Skelettde-

formitäten mit respiratorischen Funktionseinschränkungen (Pectus excavatum)
- eine individuell angepaßte intraoperative
  Lagerung
- Nierenfunktionsstörungen
- eine gehäuft diabetogene Stoffwechsellage und eine erhöhte Diabetes mellitus-
  Frequenz.

Literatur

1. Brinsfied DE, Plauth WH Jr (1978) Clinical rec-
   ognition and medical management of congenital heart disease. In: Hurst JW, Logue RB,
   Schland RC et al. The Heart. McGraw-Hill, New
   York
2. Katz J, Steward DJ (1987) Anesthesia and Uncommon Pediatric Diseases. WB Saunders,
   Philadelphia London Toronto, p 273
3. Moffitt EA, McGoon DC, Ritter DG (1970) The
   diagnosis and correction of congenital cardiac
   defects. Anesthesiology 33: 144
4. Polychronakos C, Letarte J, Collu R, Ducharme
   JR (1980) Carbohydrate intolerance in children
   and adolescents with Turner syndrome. J Pediatr 96: 1009
5. Strader WJ III, Wachtel HL, Landberg Jr GD
   (1971) Hypertension and aortic rupture in go-
   nadal dysgenesis. J Pediatr 79: 473

„Turner-like"
Syndrome   siehe unter: Noonan-Syndrom

Krankheitsbild

VATER- und VACTERL-Assoziation

Akronymische Bezeichnung für schwere Fehlbildungskomplexe bestehend aus [5, 7]:

V   : vertebralen Fehlbildungen
A   : Analatresie und/oder aurikulären Anhängseln
(C) : cardiovaskulären Fehlbildungen
T   : tracheo-ösophagealer Fistel
E   : Oesophagusatresie
R   : renalen und/oder radialen Anomalien
(L) : Gliedmaßen („limb")-Fehlbildungen.

Unklare Ätiologie; vermutet wird ein systemischer mesenchymaler Differenzierungsdefekt (exogene Embryopathie?; Häufigkeit 3:10000/Geburten).

Vielfältige Kombinationen der o.gen. Fehlbildungen wurden beobachtet: in der Regel keine chromosomalen Auffälligkeiten und normale Intelligenzentwicklung.

Klinik und anästhesiologische Besonderheiten

Durch die Ösophagusatresie kommt es postpartal zu typischen klinischen Auffälligkeiten: Speicheln, Dyspnoe, Aspirationen. Eine Magensonde läßt sich nicht plazieren, eine Rö-Kontrastdarstellung des Ösophagusblindsacks führt dann zur Diagnose.

Frühzeitige Korrekturoperation (bei der häufigsten Form Typ IIIb nach Vogt) durch [4]:

- Verschluß der tracheo-ösophagealen Fistel
- End-zu-Endanastomosierung der Ösophagusstümpfe

In der 4. postoperativen Woche Ösopha-
gusdarstellung, Tracheo-Bronchoskopie/
Ösophagusskopie und gegebenenfalls Bougierungsbehandlung (Perforationsgefahr!).

Die Nachbehandlungsdauer hängt von
der Entwicklung der Ösophagusnarbe und
-weite ab (Bougierungsbehandlung bei Patienten mit Herzvitium nur unter perioperativer Endokarditis-Prophylaxe). Zahlreiche
kinderchirurgische Eingriffe sind bei intestinalen und urologischen Fehlbildungen notwendig [1, 2, 3, 6].

Unmittelbar postoperativ muß an die Plazierung eines zentralvenösen Venenkathe-
ters zur frühzeitigen hochkalorischen Ernährung gedacht werden (insbesondere bei
Darmoperationen in der Neonatal- oder frühen Säuglingsperiode indiziert).

Literatur

1. Bany JE, Auldist AW (1974) The Vater association: one end of a spectrum of anomalies. Am J
   Dis Child 128: 769
2. Bowen A (1983) The ventilatory dilemma of coexisting diaphragmatic hernia, esophageal
   atresia, and tracheoesophageal fistula. Crit
   Care Med 11: 390
3. Dickens DRV, Myers NA (1987) Oesophageal
   atresia and vertebral anomalies. Pediatr Surg
   Int 2: 278
4. Gharib M, Engelskirchen R (1987) Ösophagusatresie – heutiger Stand der chirurgischen Behandlung. Der Kinderarzt 18: 1154
5. Khoury MJ, Cordero JF, Greenberg F et al
   (1983) A population study of the VACTERL-as-
   sociation: evidence for its etiologic heterogenity. Pediatrics 71: 815
6. Lindahl H, Rintala R, Louhimo I (1987) Results

of gastric tube esophagoplasty in esophageal atresia. Pediatr Surg Int 2: 282

7. Quan L, Smith DW (1973) The VATER association. Vertebral defects, anal atresia, T-E fistula with esophageal atresia, radial and renal dysplasia. A spectrum of associated defects.

8. Santer R, Schröder H (1987) Rektum- und Blasenduplikatur mit Fehlbildungen der VACTERL-Assoziation. Klin Pädiat 199: 119

siehe unter: Shprintzen Syndrom

Velo-cardio-faciales Syndrom

Krankheitsbild

Autosomal-dominantes Auftreten von

- Retinaangiomen
- ZNS-Hämangioblastomen.

Als Begleitanomalien wurden Hämangiome in zahlreichen anderen Lokalisationen, Hypernephrome und Phäochromocytome beschrieben.

von Hippel-Lindau Syndrom

Klinik und anästhesiologische Besonderheiten

Bei sehr vielfältiger Symptomatik meist erst sehr späte Diagnosestellung.

Akute Krankheitserscheinungen (Nackensteifigkeit, Erbrechen, Schwindel, Gang- und Bewußtseinsstörungen) können durch Einklemmungsvorgänge im Foramen occipitale magnum entstehen [1].

Vor anästhesiologischen Maßnahmen müssen die hepato-renalen Funktionsparameter überprüft werden.

Ein Katecholamin-produzierender Tumor sollte ausgeschlossen werden [2].

Auf die Lagerung der Patienten ist aus den o. gen. Gründen besonders zu achten.

Literatur

1. Leiber B, Olbrich G (1981) Die klinischen Syndrome. Urban-Schwarzenberg, München Wien Baltimore
2. Steward DJ (1985) Manual of Pediatric Anesthesia. Churchill Livingstone, New York Edinbourgh London, 2nd edition, p 332

Waardenburg Syndrom Typ I und Typ II

Krankheitsbild

Die Waardenburg-Fehlbildungsmuster (autosomal-dominant vererbt) sind bei voller Ausprägung charakterisiert durch [2, 3]:

- Gesichtsdysmorphien
- eine kongenitale neurosensorische Taubheit (beim Typ I etwa 25% der Patienten, beim Typ II über 50%)
- Pigmentstörungen (partieller Albinismus)

Die Häufigkeit beträgt 1:42 000 Neugeborene, Kinder mit angeborener Taubheit sind zu 1,4% betroffen.

Klinik und anästhesiologische Besonderheiten

Bei sehr jungen Patienten werden häufig medikamentöse Sedierungen für CT-/NMR-Tomographien (Mittel- und Innenohrdiagnostik) notwendig.

Chirurgische Maßnahmen können durch eine begleitende Lippen-Kiefer-Gaumenspalte oder durch einen Morbus Hirschsprung erforderlich werden.

Bei der präoperativen Untersuchung ist auf gehäuft vorkommende Herzfehler zu achten [1].

Anästhesiespezifische Komplikationen wurden bisher nicht berichtet.

Literatur

1. Hageman MJ, Delleman JW (1977) Heterogeneity in Waardenburg syndrome. Am J Hum Genet 29: 468
2. Leiber B, Olbrich G (1981) Die klinischen Syndrome. Urban-Schwarzenberg, Berlin, 6 Auflage, Bd 1, S 927
3. Meinecke P (1982) Das Waardenburg Syndrom Typ I. Autosomal dominant erbliche Kombination multipler fazialer Anomalien mit Innenohrschwerhörigkeiten. Klin Pädiat 194: 112

Werner Syndrom

siehe unter: Progeria-Syndrome

Williams Syndrom

siehe unter: Aarskog Syndrom und Noonanähnliche Syndrome

Williams-Campbell-Syndrom

Krankheitsbild

Angeborene Fehlbildung der Bronchialknorpel mit generalisierten Bronchiektasien, Atelektasen und einer schweren respiratorischen Insuffizienz [1].

Klinik und anästhesiologische Besonderheiten

Häufig handelt es sich um frühgeborene, langzeitbeatmete Patienten. Langwierige, vergebliche Extubationsversuche, die Rö-Thorax Veränderungen und die Bronchoskopiebefunde lassen an die Diagnose denken.

Häufig letale Verläufe in der Säuglingszeit.

Die überlebenden Patienten (abortive Formen) haben einen faßförmigen Thorax und Zeichen einer Rechtsherzinsuffizienz. Perioperative Erfahrungsberichte liegen nicht vor. Die Fehlbildung ist letztlich mit dem Leben nicht vereinbar [1].

Literatur

1. Scharpf G, Struck E, Pringsheim W, Böhm N (1982) Das Williams-Campbell-Syndrom Klin Pädiat 194: 64

Wiskott-Aldrich Syndrom

Krankheitsbild

X-chromosomal weitergegebene Disposition zu einer komplexen Immunopathie (unter Mitbeteiligung von Herpesviren?) mit den Symptomen [1, 3]:

- Thrombozytopenie
- Ekzemneigung
- Immundefizienz
- Malignom-Disposition.

Klinik und anästhesiologische Besonderheiten

Die häufig anämischen Patienten sind als Folge eines schweren kombinierten Immundefektes meist in einem sehr reduzierten Allgemeinzustand.

Wichtig ist der präoperative Ausschluß einer (interstitiellen) Pneumonie.

Perioperativ sind hochsterile Arbeitstechniken (z.B. bei i.v.-Kanülierungen und Intubation) einzuhalten.

Eine perioperative Antibiotikatherapie ist obligat.

Zur Bluttransfusion (u.a. Knochenmarkstransplantation) sind vorbestrahlte Blutpräparationen zu verwenden [2, 3, 4].

Empfohlen wird die postoperative Substitution von Immunglobulinen.

Literatur

1. Cooper MD, Chase HP, Lowman JT et al (1968) Immunologic defects in patients with Wiskott-Aldrich syndrome. In: Bergsma D Immunologic Deficiency in Man. National Foundation, New York
2. Lum LG, Tubergan DG, Blaese RM (1980) Splenectomy and prophylactic antiobiotics in the management of Wiskott-Aldrich syndrome. N Eng J Med 302: 892
3. Parkman R, Rappaport J, Geha R et al (1978) Complete correction of the Wiskott-Aldrich

syndrome by allogenic bone narrow transplantation. N Engl J Med 298: 921
4. Spitler LE (1979) Transfer factor therapy in the Wiskott-Aldrich syndrome. Results of long term follow-up in 32 patients. Am J Med 67: 59

Zellweger Syndrom (Cerebro-hepato-renales Syndrom)

Krankheitsbild

Cytochromoxydase-Defekt (autosomal-rezessiv) mit meist letalem Ausgang in der Neugeborenen- oder Säuglingsperiode.

Phänotypisch kann die Erkrankung zunächst einer Trisomie 21 sehr ähnlich sein; differentialdiagnostisch muß auch an ein Lowe-Syndrom (oculo-cerebro-renales Syndrom) gedacht werden [2].

Klinik und anästhesiologische Besonderheiten

Aus der Vielzahl der möglichen Behinderungen [1, 2]:

- Schädel- und Gesichtsdysmorphien (Fontanellendefekt) mit Krampfneigung
- ophthalmologische Anomalien (Glaukom, Katarakt)
- Trinkschwäche, muskuläre Hypotonie und Ikterus
- Herzvitium, Ductus arteriosus-Persistenz
- Hepatopathie (bis Leberzirrhose) mit Hypoprothrobinämie, Blutungsneigung
- Nierenanomalien

resultieren auch spezielle anästhesiologische Anforderungen:

- präoperativ Blutbild, Elektrolyt-, Blutzuk-ker- und hepato-renale Funktionswerte (Retentionswerte, Gerinnungsstatus) über-prüfen
- Morphinderivate und Neuroleptanästhe-sie-Verfahren werden bevorzugt
- alle renal metabolisierten Substanzen zu-rückhaltend einsetzen
- u.U. Immunglobulin-Substitution peri-operativ empfehlenswert
- bei Herzvitium an perioperative Antibioti-ka-Prophylaxe denken.

Literatur

1. Conn HO (1973) A rational approach to the hepatorenal syndrome. Gastroenterology 65: 321
2. Smith DW, Opitz JM, Inhorn SL (1965) A syn-drome of multiple developmental defects in-cluding polycystic kidney's and intrahepatic biliary dysgenesis in two siblings. J Pediatr 67: 617

Krankheitsbild

Zystinurie

Autosomal-rezessive Störungen des Amino-säure-Transportes bzw. Stoffwechsels in den Nieren- und Intestinalepithelien (Häufigkeit 1:10000). Im Urin werden vermehrt dibasi-sche Aminosäuren und Zystin ausgeschie-den. Der Verlust ist für den Stoffwechsel be-langlos, es kommt jedoch zu Steinbildungen im Bereich der ableitenden Harnwege mit Obstruktion, Infektionen und Niereninsuffi-zienz [4, 6].

Klinik und anästhesiologische Besonderheiten

Bei Zystinurie-Patienten ist eine präoperative Sanierung von Harnwegsinfekten anzustreben. Auf eine ausreichende perioperative Flüssigkeitstherapie ist zu achten (Gefahr: Nephrolithiasis; die Zystin-Konzentration im Urin muß unter 200 mg/l liegen!) [2, 6].

Wichtig ist die Differentialdiagnose zu zwei anderen Krankheitsbildern [1, 2, 4, 5]:

- Zystinose (generalisierte intrazelluläre Zystin-Speicherung; Häufigkeit 1:50 000. Leitsymptome sind Hornhauteinlagerungen von Zystinkristallen und nephropathische Symptome: Polydipsie, Polyurie, Dehydratation, metabolische Azidose, hypophosphatämische Rachitis, d.h. ein proximal-tubuläres Syndrom oder De-Toni-Debre-Fanconi Syndrom).
- Homozystinurie (Cystathionin-Synthetase Defekt mit mentaler Retardierung, Marfan-ähnlichem Erscheinungsbild, Hypoglykämie-Phasen und Thromboembolien bei einer hohen Ausscheidung der Aminosäuren Homocystin und Methionin; Häufigkeit 1:250 000).
  Der häufigste Eingriff bei Kindern mit dieser Erkrankung ist die Entfernung der Augenlinse. Als bekannteste perioperative Komplikationen gelten [1, 2, 3]:

- Hypoglykämien,
- Stasen der peripheren Zirkulation (Thromboembolie-Risiko!)
- die irrtümliche Gabe methioninhaltiger Aminosäureinfusionen (Speziallösungen verwenden).

Literatur

1. Ampola MG (1982) Metabolic Diseases in Pediatric Practice. Little-Brown, Boston
2. Brown BB, Watson PD, Taussig LM (1975) Congenital metabolic diseases of pediatric patients: anesthetic implications. Anesthesiology 43: 197
3. Crooke JW, Towers JF, Taylor WH (1971) Management of patients with homocystinuria requiring surgery under general anaesthesia. A case report. Br J Aneasth 43: 96
4. Niessen KH (1987) Pädiatrie. VCH-Verlagsgesellschaft, Weinheim, S 187
5. Schulman JD, Schneider JA (1976) Cystinosis and the Fanconi syndrome. Pediatr Clin North Am 23: 779
6. v Poppelbaum HF (1983) aus: Stevens AJ Vorbereitung zur Anästhesie. Fischer, Stuttgart New York, S 207

siehe unter: Zystinurie

Zystinose

Kinderanästhesiologisch bedeutsame Definitionen, Daten und Dosierungen

Durch die *Zunahme der Frühgeburtlichkeit* steigt die Zahl an sehr kleinen, operationsbedürftigen Frühgeborenen („very low birth-weight"-infants; d.h. Neugeborene mit Geburtsgewichten $\geq$ 1500 g).

Bei diesen Kindern werden anästhesiologische Maßnahmen in der Neugeborenenperiode hauptsächlich durch folgende Krankheitsbilder notwendig:

- Ösophagusatresien
- Zwerchfellhernien
- intestinale Obstruktionen und Atresien
- intestinale Perforationen
- Gastrochisen
- Omphalocelen
- Meningomyelocelen
- inguinale Herniationen.

Bei der anästhesiologischen Betreuung dieser Patienten sind neonatologische Kenntnisse unabdingbare Voraussetzung.

Es kommt nicht nur darauf an, daß diese Patienten den operativen Eingriff überleben, sondern es gilt die normale Weiterentwicklung des operierten Kindes zu sichern!

Von Bedeutung für die Vermeidung zusätzlicher perioperativer Gesundheitsstörungen sind [1, 5, 10, 15, 22]:

- Maßnahmen zur Prophylaxe von Hirnblutungen
- die Ausschaltung der Risikofaktoren für eine retrolentale Fibroplasie („retinopathy of prematurity")
- die Aufrechterhaltung eines genügenden Herzzeitvolumens durch Sicherung einer ausreichend hohen Herzfrequenz und Myokardkontraktilität
- eine adäquate alveoläre Ventilation unter Minimierung des Beatmungstraumas

- die Unterstützung der noch unreifen Thermoregulation
- die Vermeidung und gegebenenfalls Korrektur von Anämien, Gerinnungsstörungen, Hypovolämien, Hypoglykämien, Hyper- und Hypoxämien, schweren Hyper- und Hypokapnien, Azidosen, großen onkotischen oder osmolaren Serumdruck-Schwankungen.

Wesentliche Hilfsmittel sind dabei:

- die Überwachung und Aufrechterhaltung der Körpertemperatur (durch Abdeckung des Patienten, Op-Tischheizung, Wärmestrahler, angewärmte und angefeuchtete Narkosegase, das Anwärmen von Desinfektions- und u. U. auch Infusionslösungen)
- der Ausgleich von hämatologischen Defiziten, von Flüssigkeits-, Elektrolyt- und Blutzuckerimbalanzen
- eine Prämedikation mit Atropin (im Regelfall i. v.-Gabe unmittelbar vor der Narkoseeinleitung)
- die richtige Wahl der Tubusgröße, eine schonende Intubation und die situationsgerechte Beatmungstechnik (unter individueller Anpassung von Atemminutenvolumen, Frequenz, O_2-Anteil, In- und Exspirationszeiten, PEEP; Inspirationsflow) und die engmaschige Kontrolle der Beatmungseffekte
- (Neurolept-/Ketamin-)Fentanyl-Anästhesien (u. U. auch Halothan-Zusatz und N_2O-Verzicht)
- eine ausgewogene intraoperative Flüssigkeits- und Blutsubstitution unter Überwachung von Blutbildwerten und Blutgas-/Säure-Basen-Status
- eine postoperative Beatmung und die Möglichkeit einer adäquaten Analgetika-Therapie
- eine bilanzierte Infusionstherapie und eine hochkalorische parenterale Ernährung
- der Einsatz kinderanästhesiologisch geeigneter Gerätschaften.

Als Grundlagen für die Reifebeurteilung eines Neugeborenen dienen [3, 4]:

- das Gestationsalter (gerechnet vom ersten Tag der letzten Regelblutung)
- das Geburtsgewicht
- die Entwicklung bestimmter Merkmale

Bei einer Gestationsdauer von weniger/gleich 36. SSW spricht man von einem Frühgeborenen; bei einem Geburtsgewicht von weniger als

2500 g handelt es sich in Anlehnung an eine WHO-Definition ebenfalls um ein Frühgeborenes („low birth weight-infant"). Davon zu unterscheiden sind sogenannte mangelentwickelte, untergewichtige Neugeborene („small for date-infant").

Zur Vitalitätsbeurteilung von Neugeborenen dienen zwei Score-Systeme: der Apgar-Score [3, 20] und der Silverman-Score als Ergänzung des Apgar-Score bei Atemfunktionsstörungen.

Für die *postpartale Erstbetreuung* des anpassungsgestörten Neugeborenen sind folgende vier Stadien zu unterscheiden [11, 15, 16, 21]:

1. Tachypnoe-Phase
2. primäre Apnoe (nach 1-minütiger Dauer, zyanotisch-blaßes Hautkolorit, bradykarder Puls, verminderter Muskeltonus und herabgesetzte Reflexerregbarkeit = Apgar-Wert: 5–8)
3. Phase der Schnappatmung (als Ausdruck des temporären Ausfalls übergeordneter ZNS-Zentren) mit Fehlen des Muskeltonus und der Reflexerregbarkeit, Erholung bei erhaltener Lungenfunktion und adäquater Erstbetreuung möglich = Apgar-Wert: 2–4
4. terminale Apnoe mit Bradykardie als alleinigem Lebenszeichen. Ohne entsprechende Therapie rascher Exitus letalis; Apgar-Wert: 0–2

Für detaillierte Empfehlungen zur Therapie einer neonatalen Depression sei auf die entsprechende Fachliteratur verwiesen [7, 11, 12, 15, 17].

Zur Auswahl der richtigen Tubusgrößen (ID = Innendurchmesser in mm) seien 3 Grundregeln vorgestellt [10, 14, 15, 16]. Diese ist besonders wichtig, da die Anzahl schwerer Trachealschäden nach einer Reanimation bis heute erschreckend hoch ist [10]:

1.

		(KG: 1,5 kg)	ID (in mm):	2,5	12	Charriere
	Frühgeborenes	1,5 kg		2,5	12	Charriere
	Neugeborenes	2,8		2,5	12	
	Neugeborenes	3,5		3,0	14	
	Säuglinge	5,5		3,5	16	
		6,0–10,0		4,0	17	
	Kleinkinder	10,5–14,0		4,5	20	
		14,0–17,0		5,0	22	

2. für Kinder älter als 1 Jahr: 18 + Alter = Ch (french size) Umrechnung von Ch in ID (in mm) erfolgt nach Ch: 3,14 − 2 × WS (Wandstärke) = ID

3. Umrechnung von Innendurchmesser (ID) in Charriere erfolgt nach
    (mm ID $\times$ 4) + 2 = Ch

Nach erfolgreicher Erstversorgung eines anpassungsgestörten Neugeborenen ist das „Konzept der durchgehenden neonatalen Intensivpflege" zu beachten. Das bedeutet, daß eine qualifizierte Verlegung in ein übergeordnetes Versorgungszentrum zu veranlassen ist, wenn:

– die eigenen Behandlungsmöglichkeiten ausgeschöpft sind und eine Progredienz der klinischen Symptomatik bestehen bleibt
– sich Hinweise auf eine drohende Gefährdung ergeben
– eine „vor Ort" nicht mögliche Spezialbehandlung notwendig wird.

Die Anforderungen an die Ausrüstung einer mobilen Versorgungseinheit entsprechen denen des Erstversorgungsplatzes.

Eine Transportverschiebung ist gerechtfertigt, wenn durch eigene, vor Ort mögliche Maßnahmen:

– der Zustand des Kindes weiter verbessert
– eine auf dem Transport zu erwartende Störung vermieden
– die Sicherheit des Transportes erhöht werden kann.

Kontraindikationen für einen erforderlichen Transport (Zeitgrenzen) gibt es nicht [15].

Eine Verlegung ist jedoch kein Ausgleich für erforderliche Erstversorgungsmaßnahmen oder eine Akutdiagnostik, die ohne Belastung und Zeitverlust vor Transportbeginn durchgeführt werden könnten [6, 15].

Während des Transportes ist allen Maßnahmen zur Aufrechterhaltung der Körpertemperatur (Vermeidung unnötiger Wärmeverluste) besondere Aufmerksamkeit zu widmen. Die kardiorespiratorischen Funktionen sind kontinuierlich zu überwachen [6]. Am häufigsten ergeben sich Atmungs-/Beatmungsprobleme aus folgenden Gründen [6, 11, 12, 15, 19, 22]:

– kardiopulmonale Fehlbildungen
– eine Kreislaufinsuffizienz (durch Unterkühlung, Hypovolämie, schwere Azidose, Bradykardie)
– Schleimhautödeme, Atemwegsverlegungen, eine subglottische Ringknorpelstenose, Aspirationen, Atelektasen, Obstruktionen im Bereich der tieferen Atemwege, Zwerchfelldefekte

- die Abwehr des Patienten gegenüber der Beatmung
- Dekonnektion von Beatmungsschläuchen
- Fehlposition des Beatmungstubus
- zu niedrige Beatmungsdrucke.

Normwerte für die Atemgrößen und Kreislaufdaten im Neugeborenen-alter

Atemzugvolumen	6 ml/kg KG
Atemfrequenz	30–70/min
Atemminutenvolumen	500–900 ml/min
	(150 ml/kg KG/min)
totale Lungenkapazität	63 ml/kg KG
davon: Vitalkapazität	33 ml/kg KG
funkt. Residualkapazität	30 ml/kg KG
Totraum	2 ml/kg KG

Durch die Intubation wird das Totraumvolumen etwa halbiert. Für eine Respiratoreinstellung ist neben den o. gen. Atemvolumina-Werten das kompressible Volumen des jeweiligen Beatmungsgerätes zu berücksichtigen. Brauchbare Anhaltsdaten liefert u. U. das sogenannte Radford-Nomogramm [14, 15, 17, 18, 22].

Nach der Geburt erfolgt die Umstellung vom fetalen zum adulten Kreislauf durch:

- Abnahme des pulmonalen Gefäßwiderstandes
- Shuntumkehr und -verschluß im Ductus arteriosus Botalli und des foramen ovale
- Etablierung des sogenannten Lungenkreislaufes.

Neugeborene und Säuglinge tolerieren sowohl Volumenverluste (Dehydratation, Blutungen) als auch Überinfusionen besonders schlecht (geringe Reserven der Kapazitätsgefäße).

Syst. Blutdruck	70–75	mm Hg (Säugling: bis 100)
Puls	um 130/ min	(Säugling: bis 120)
Schlagvolumen	900	ml/min
Blutvolumen	83–85	ml/kg KG

Hb-Konz.	15–21 g%	(Säugling: 11–15)
Hämatokrit	45–60 %	
art. pH	7,3–7,4	
pCO2	35–45 mm Hg	
pO2	63–87 mm Hg	

Richtwerte zur Infusionstherapie und Ernährung pädiatrischer Patienten.

Das reife, gesunde Neugeborene trinkt an der Brust oder erhält abgepumpte Muttermilch bzw. künstliche Nahrungen auf Kuhmilchbasis. Die Fütterungen erfolgen per Flasche oder über eine (Magen-)Sonde nach den Grundregeln:

Ernährungsbeginn ab der 3.–6. Lebensstunde mit 5 bzw. 6 bis 8 Mahlzeiten pro Tag.

Mengenregel: 25 ml/kg KG × Lebenstage; zu steigern bis ⅙ des Körpergewichtes erreicht ist; d. h. etwa 120 kcal/24 Std.

Für eine ergänzende parenterale Ernährung gelten folgende Indikationen [1, 2, 15, 22]:

- Frühgeborene unter 1800 g
- deutlich hypotrophe Neugeborene
- wenn Steigerungen des enteralen Ernährungsaufbaus nicht im notwendigen Umfang möglich sind.

Der Saugreflex ist in der Regel erst nach der 34. SSW, d. h. etwa 1800 g Geburtsgewicht ausreichend entwickelt.

Wegen der kleinen Magenvolumina sollte bei diesen Kindern auch an die Möglichkeit einer kontinuierlichen enteralen Perfusor-Ernährung gedacht werden!

Eine sogenannte vollständige parenterale Ernährung erhalten Früh-, Mangel- oder Reifgeborene mit:

- komplikationsbelasteten Fütterungsmanövern (z.B. rezidivierenden Apnoen, Schluckstörungen)
- schweren respiratorischen Störungen
- abdominell-intestinalen Funktionsstörungen
- vorangegangenen Operationen.

Die Berechnungsgrundlagen für eine Infusionstherapie junger Patienten ergeben sich aus der besonderen Physiologie und Pathophysiologie des Neugeborenen-, Säuglings- und Kleinkindesalters [1].
Wesentlich sind:

- der relativ große Extrazellularraum (EZR)
  EZV (Extrazellularvolumen) = EZR × Körpergewicht (KG)

mit EZR beim	Frühgeborenen	0,45
	Neugeborenen	0,40
	Säugling	0,30
	Kleinkind	0,25
	Schulkind (bis 15 Jahre)	0,20

- ein hoher täglicher Wasser- und Kalorienumsatz
- Besonderheiten der noch „reifenden" Nierenfunktion.

Bei der Bedarfsberechnung werden berücksichtigt:

1. Ein Basisbedarf an Flüssigkeit von 20 ml × kg KG × Tag − 1 und die Substitution von Defiziten des Wasser- und Elektrolythaushaltes, d. h. für die Mehrzahl der kranken Früh- und Neugeborenen Gesamtvolumina von 50–100 ml/kg KG/24 Std. Speziell für den perioperativen Bereich gelten folgende Richtwerte (in ml/kg KG/24 Std.):

FG (unter 1500 g)	bis 120
(über 1500 g)	100–150
bei Ductus-Verdacht	maximal 80
NG (reif) 1.–3. Tag	(50)/80–100/(120)
bis 10. Tag	90–150
bis 4. Woche	−160

Diese Infusionsvolumina müssen nach einer peripartalen Asphyxie und bei Kindern mit Herzvitien reduziert werden. Dagegen erhöhen eine Fototherapie oder Fieber über 38 Grad den Bedarf um etwa 10–15%.
Dieser „Wasserbedarf" sinkt in den Altersgruppen junger/älterer Säugling/Kleinkind bis zum Schulkind von (in ml/kg KG/24 Std.) von 160/140–100–80/60 (mit 10–14 Jahren: 50–35) kontinuierlich. Der Elektrolytbedarf liegt in allen diesen Altersgruppen recht konstant bei (mmol/kg KG/24 Std.):

Na	3–4 (Frühgeborene: 4–6)
Cl	3–4

K   2–3
Ca   1 (und mehr)
Mg   (0,4)–0,6
P   1–2

Wichtige Informationen für eine Modifikation dieser Daten ergeben sich aus dem Verlauf des Körpergewichtes und aus dem Vergleich der Serum- und Elektrolyt-Konzentrationen [2, 13].

Detaillierte Kenntnisse über den Elektrolytgehalt der verschiedenen Körperflüssigkeiten sind für die Substitution von Drainagen- und Sondenverlusten hilfreich (in mval/l bzw. Serumosmolarität in mosmol/l):

Zur Korrektur eines Natriummangels kann (unter Berücksichtigung der Umrechnungen von mval/l in mg/100 ml = mg%; siehe unten) folgende Formel benutzt werden:

$$mval\ Na = (140 - akt.\ Na\text{-}Wert) \times 0,4 \times kg\ KG$$

mit der Umrechnungsparität (bei 0 Grad, 760 torr) von mg/100 ml in mval/l von

Kation	mg%	mval/l	Anion	mg%	mval/l
Na	1	0,435	Cl	1	0,28
	2,30	1		3,55	1
K	1	0,256	HCO_3	1	0,164
	3,91	1		6,10	1
Ca	1	0,499	CO_2	1 vol%	0,449 HCO_3
	2,00	1		2,23 vol%	1
Mg	1	0,822			
	1,22	1			

(Merke: physiologische Kochsalzlösung enthält 154 mval Na/l, 8,4%-ige $NaHCO_3$-Lösung enthält 1000 mval Na/l!).

2. Zur Berechnung einer parenteralen Ernährung kann für junge Patienten (pro kg KG/24 Std.) gelten:

kcal-Gesamt   100–150   Grundumsatz: 50 (FG/NG)/60 Säuglinge
Kohlenhydrate   12– 20 g

Aminosäuren   2,5   g (bis 3,5 g; Beginn 1.–2. Tag mit 0,5–1 g)
Fette   1–   2 g

Für die Altersgruppe der 1–16-jährigen Patienten gelten die Bereiche:

kcal-gesamt   90–30
Kohlenhydrate   12– 2 g
Aminosäuren   2,5   g   (bis 0,7 g)
Fette   2–   4 g

Zur Auswahl stehen folgende Infusionslösungen und -zusätze (Anästhesie-Abteilung des Kinderkrankenhauses der Stadt Köln):

- ⅓-normale Lösung (ca. 50 mmol/l) für die Neonatal- und Säuglings-
  periode (als Normallösung gilt eine Elektrolytmischung die der des
  Serums entspricht) mit Glukose 3,6% (Mischung aus ⅓ Ringerlösung
  und ⅔ 5%-iger Glukose); z. B.: päd II-Lösung
- Halbelektrolyt-Lösung; z. B.: Jonosteril HD-5
- Vollelektrolyt-Lösung; z. B.: Jonosteril D-5
- Ringer-Lösung (ohne Glukose) zum Ersatz für Verluste von Extrazel-
  lulärflüssigkeit
- Glukose-Lösungen 5%, 10% und 50%
- Aminosäurelösungen 10% und 20%
- Intralipid 10% und 20%

und als Elektrolytzusätze: Inzolen KM 21, LK 411 (enthält zusätzliches
Ca), K-phosphat-Lösungen. Die fett- und wasserlöslichen Vitamine werden durch Kombinationspräparate ergänzt.

*Bei einer perioperativen Infusionstherapie sollen folgende Phasen
berücksichtigt werden:*

I. Die präoperative Phase
Zu ermitteln ist der Korrekturbedarf von Defiziten durch die präoperative Nahrungs- und Flüssigkeitskarenz, sowie durch krankheitsspezifi-
sche Flüssigkeits- und Elektrolytverluste (auch Korrektur unzureichen-
der Hb- und Hkt-Werte! Indikation unter strenger Risikoabwägung;
Familienblutspende möglich?!).
    Als Grenzwerte für die Bereitstellung (!) von Blutpräparaten werden
gesehen:

Hkt-Grenzwert	Lebenswoche	Hb-Grenzwert
50	1.	14
45	2.	12
25	12.	9
30	52.	10
40	bei Patienten mit broncho- pulmonaler Dysplasie	14

II. Der intraoperative Bedarf
kann nach folgenden Kriterien quantifiziert werden:

- normaler Erhaltungsbedarf: (2,5–) 4 ml/kg KG/24 Std., dabei Fastendauer berücksichtigen!
- zusätzlicher Bedarf: in den Operationsbereich sequestrierte Flüssigkeiten („Extrazellularraumverluste").

Bei ausgedehnten Eingriffen kommt es zu großen Na-Verschiebungen zwischen dem EZR und dem IZR (Ionentransfer von Na gegen K/H). Zusätzlich ist mit einer vermehrten ADH-Sekretion und mit einer Aktivierung des Renin-Angiotensin-Systems zu rechnen.

III. Postoperativ:
ist insbesondere auf Drainagen-Verluste und die meist 24–48 Std. anhaltende Glukose-Verwertungsstörung zu achten (maximal: 17 g Glc/kg KG geben!).

Für die postoperative parenterale Ernährung von kleinen Frühgeborenen sollten ernährungsphysiologisch 3 Phasen unterschieden werden:

- Akutphase mit einem Basisbedarf von 45–60 kcal/kg KG/24 Std. Vom 1.–10. Tag Infusionstherapie, dann ist meist zwischen dem 10.–25. Tag der enterale Nahrungsaufbau möglich. Eine tägliche Gewichtszunahme von etwa 10–20 g/kg KG/24 Std. wird angestrebt.
- die Intermediärphase umfaßt die 2.–4. Woche. Der kalorische Bedarf steigt um den Wachstumsbedarf (zusätzlich: 20–30 kcal/kg KG/24 Std.). Hinzu kommt ein Mehrbedarf durch „Kältestress" von 15 kcal/kg KG/24 Std. Ein ideales Angebot besteht daher aus: 120 (!) kcal/kg KG/24 Std.
- Rekonvaleszenzphase: der Grundumsatz steigt kontinuierlich weiter, angestrebtes Angebot daher 120–130 kcal/kg KG/24 Std.

Wichtige Kontrollparameter während einer Infusionstherapie sind:

- der Körpergewichtsverlauf
- respiratorisch-kardiozirkulatorische Funktionsparameter
- Labordiagnostik: Blutzucker- und Elektrolytkonzentrationen (in: Serum/Urin), der Anteil bei BGA-Verlaufskontrollen, Triglycerid- und Cholesterinspiegel.

Dosierungsempfehlungen in der Kinderanästhesie
(Handelsnamen in Klammern)

Adrenalin (Suprarenin):	0,03 mg/kg KG in 1:10 NaCl-Lösung verdünnt; fraktioniert spritzen
Acetyl-Cystein (Fluimucil)	100–200 mg in 2–3 ED/24 Std.

Analgetika/Sedativa
(in mg/kg KG), Handelsnamen:

Atosil	0,5–1,5 i.m. (auch oral)
Dipidolor	0,2 i.m.
Dolantin	1,0 i.m.
Fortral	0,5 i.m.
Megaphen	0,5–1,0 i.m. (auch oral)
Midazolam	0,1–0,2 i.m.
Morphin	0,2 i.m.
Taractan	1,0 i.m. (auch oral)
Valium	0,1 i.v. (0,2–0,3 i.m.)

Atropin (zur Blockreversion und Prämedikation)	0,02 mg/kg KG
Acetylsalicylat (Aspirin/Aspisol)	65 mg/kg KG/24 Std.
bei Kleinkindern unter 2 Jahren	1,5–2 mg/kg KG ED
Clemastin (Tavegil)	0,025–0,05 mg/kg KG ED

Calcium	2–4 ml Ca-Glukonat 10% als ED, bei schwerer Hypocalcämie 1–2 ml Ca-Glukonat 10%
Carbachol (Doryl)	0,25–0,5 mg/kg KG alle 8 Std.
Cimitidin (Tagamet)	20–40 mg/kg KG/24 Std. in 4 ED oral/i.v.
Coffein	8 mg/kg KG alle 4 Std. (Spiegelkontrollen!)
Clonidin (Catapressan)	0,15 mg langsam verdünnt i.v.
Cortikosteroide Hydrocortison	0,7 mg/kg KG/24 Std. als 3 ED
Dantrolene	2–12 mg/kg KG/24 Std. in 2 ED
DHB	0,2–0,5 mg/kg KG i.v.
Diazoxid (Hypertonalum)	5 mg/kg KG ED langsamst i.v.
Dihydralazin (Nepresol)	0,5–2,0 mg/kg KG/24 Std. in 3–4 ED
Dobutrex	5–10 µg/kg KG/min
Dopamin	2,5–10/(20) µg/kg KG/min
Fenoterol (Berotec)	3–8 Tropfen in 2 ml NaCl 0,9% inhalieren 2–3 × /24 Std.
Fentanyl	0,01–0,03 mg/kg KG im frühen Kindesalter, ab ca. 4 Jahren 0,08 mg/kg KG ED
Furosemid (Lasix)	0,25–0,5 mg/kg KG als ED (bei Neugeborenen und im frühen Kindesalter)
Heparin	50 IE/kg KG initial; dann 100 IE/kg KG/ 4 Std.

Hexobarbital (Trapanal)	3,5–5 mg/kg KG als ED
Indometacin	0,2 mg/kg KG oral als 12 Std. ED
Insulin	0,1–1 IE/kg KG als s.c./i.v. ED (besser: i.v. kontinuierlich)
Isoptin	0,5–1,0 mg/kg KG als ED langsam i.v.
Ketanest	1–2 mg/kg KG i.v. 5–9 mg/kg KG i.m.

Lanitop   0,06–0,08 mg/kg KG initial
   Dosierungsbeispiel:
   3 kg schweres Neugeborenes zur Aufsättigung
   am 1. und 2. Tag 50% = 0,04 mg;
   am 3. Tag 30% = 0,02 mg;
   ab 4. Tag Erhaltung als 20% = 0,01 mg
                                Erhaltungsdosis $\frac{1}{5}$–$\frac{1}{3}$ der Sättigungsdosis

Levallorphan	0,1–0,25 mg/kg KG als i.m./i.v. – ED
Mestinon	0,16 mg/kg KG
Methohexital	1,0 mg/kg KG ED
Mexiletin (Mexitil)	siehe beiliegende Informationen
Naloxon	(Narcanti) 0,4 mg/ml langsam nach Wirkung i.v. Narcanti Neonatal: 0,02 mg/2 ml nach Wirkung i.v.
Noradrenalin (Artere- nol)	0,05–0,2 µg/kg KG/min
Norcuronium	0,1–0,15 mg/kg KG ED i.v.
Orciprenalin	0,1 mg ED i.v.
Pancuronium	0,1–0,12 mg/kg KG initial i.v.

Penobarbital (Luminal)	5 mg/kg KG als ED
Phentolamin	0,1 mg/kg KG als ED
Pindolol (Visken)	0,2–1,0 mg/kg KG in 24 Std.
Prednisolon	1–3 mg/kg KG/24 Std. i.v.-Dosis (in 4ED aufteilen!)
Propafenon (Rytmo-norm)	0,5–1,0 mg/kg KG i.v. über 5 min
Propranolol	0,05–0,15 mg/kg KG/24 Std. i.v.
Prostigmin	0,045–0,07 mg/kg KG zur Blockrevertierung nach Relaxans
Spironolactone (Aldactone)	2–4 mg/kg KG/24 Std.
Succinylcholin	1,0–1,5 mg/kg KG i.v. ED initial
Theophyllin	10–15 mg/kg KG/24 Std. in 2–3 ED
Tolazolin (Priscol)	initial 1 mg/kg KG; dann ggfs. 1–2 mg/kg KG/Std.
Verapamil	0,1–(1,0) mg/Std. als Dauerinfusion
Vitamin K (Konakion)	1 mg i.m. ED postpartal (bis 10 mg ED; u.U. auch i.v.)

Literatur

1. Abel M (1987) 14. Neonatal and Infant Respiratory Symposium in Vail, Colorado, 22.–27. 3. 1987. Anästh Intensivther Notfallmed 22: 211
2. Abel M (1987) Arbeitsblätter Kinderanästhesie. Teil 1: Infusionstherapie. Anästhesie-Abt., KKH der Stadt Köln
3. Apgar V (1953) A proposal for a new method of evaluation of the newborn infant. Curr Res Anesth 32: 260
4. Aufnahme-Bogen der Univ. Kinderklinik Freiburg (1983)
5. Berner Datenbuch der Pädiatrie (1984) Fischer, Stuttgart New York
6. Brown TCK, Fisk GC (1985) Kinderanästhesie Fischer, Stuttgart New York
7. Dangel P (1975) Der Transport des Risiko-Neugeborenen. Pädiat Fortbildk Praxis 41: 59
8. Dick W, Ahnefeld FW (1975) Primäre Neugeborenen-Reanimation. Springer, Berlin Heidelberg New York
9. Heller K (1986) Zur Optimierung der Beatmungsbehandlung bei Früh- und Neugeborenen. Springer, Berlin Heidelberg New York
10. Holzki J (1983) Bericht über den 21. Kongreß für Kinderanästhesie, Los Angeles, 4.–6. 2. 1983 Anaesthesist 32: 410
11. Holzki J (1986) 13. Neonatal and Infant Respiratory Symposium in Vail, Colorado, 23.–28. 3. 1986. Anästh Intensivther Notfallmed 21: 346
12. Holzki J (1986) 6. Medial Monitoring Technology Conference in Vail, Colorado, 17.–21. 3. 1986
13. Holzki J (1987) Arbeitsblatt „Dosierungen zur Prämedikation". Anästhesie-Abt., KKH der Stadt Köln
14. Lenz G, Kottler B, Schorer R (1985) MEMO-Anästhesie. Enke, Stuttgart
15. Menzel K (1983) Neonatologische Intensivbetreuung. Thieme, Stuttgart New York
16. Meuret GH, Abel M, Pringsheim W, Wiemers K (1984) Therapieempfehlungen in der Reanimation von Kindern. Klin Pädiat 196: 21
17. Nelson WE (ed) (1975) Textbook of Pediatrics. WB Saunders, Philadelphia London Toronto
18. Nemes C, Niemer M, Noack G (1979) Datenbuch der Anästhesiologie und Intensivmedizin, Bd 1 und 2. Fischer, Stuttgart

19. Ostheimer GW (1980) Newborn Resuscitation. ASA Refresher Courses in Anesthesiology 8; Lippincott, Philadelphia, p 139
20. Silverman WA (1961) In: Duham': Premature Infants. PB Hoeber, New York
21. Suutarinen T, Meretoja OA (1986) Anästhesiebesonderheiten bei Notfällen im Neugeborenen-, Säuglings- und Kleinkindesalter. Anästh Intensivmed 27: 265
22. Wille L, Obladen M (1981) Neonatal Intensive Care. Springer, Berlin Heidelberg New York